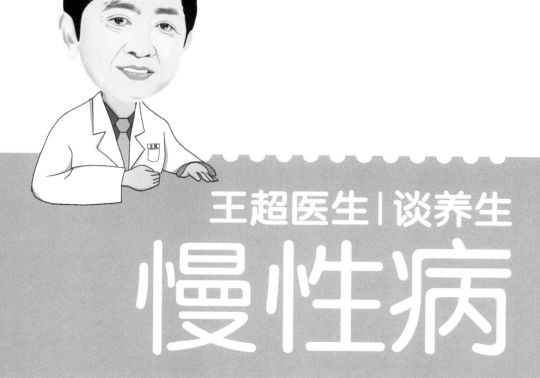

王超医生 | 谈养生

慢性病

王 超 主编

四川科学技术出版社

图书在版编目（CIP）数据

王超医生谈养生 . 慢性病 / 王超主编 . — 成都：
四川科学技术出版社，2023.8
ISBN 978-7-5727-0715-5

Ⅰ . ①王… Ⅱ . ①王… Ⅲ . ①养生（中医）②慢性病—
保健 Ⅳ . ① R212 ② R442.9

中国版本图书馆 CIP 数据核字（2022）第 177716 号

王超医生谈养生·慢性病

WANGCHAO YISHENG TAN YANGSHENG · MANXINGBING

王　超　主编

出 品 人　程佳月
策划组稿　罗小燕
责任编辑　税萌成　罗小燕
封面设计　李　庆
责任出版　欧晓春
出版发行　四川科学技术出版社
　　　　　成都市锦江区三色路 238 号　邮政编码 610023
　　　　　官方微博 http://weibo.com/sckjcbs
　　　　　官方微信公众号 sckjcbs
　　　　　传真 028-86361756
成品尺寸　170 mm × 240 mm
印　　张　10.25
字　　数　210 千
印　　刷　四川华龙印务有限公司
版　　次　2023 年 8 月第 1 版
印　　次　2023 年 8 月第 1 次印刷
定　　价　98.00 元（共三册）

ISBN 978-7-5727-0715-5

邮　　购：成都市锦江区三色路 238 号新华之星 A 座 25 层　邮政编码：610023
电　　话：028-86361770

编 委 会

主　编 王　超

副主编 王一臣　孙军刚　黄祖波　黄勤挽

编　委（排名不分先后）

王芹芹	王　茜	王　娅	王政研	王维维
毛　林	付红娟	田茂颖	皮　燕	冉文菊
朱春霖	朱　惠	谷方均	张云飞	张　达
张建华	张　峰	陈星良	连道仕	宋登丽
何鸣超	李　桃	杨万芳	沈克芬	周　浩
周虹池	屈建雷	郭　建	徐黎青	唐　兴
唐　源	唐艳华	康　靓	龚铃惠	龚婷婷
梁　凡	梁金梅	黄河银	彭小莉	彭　柳
曾　月	董卫涛	董兆威	覃小妍	虞　书
廖文涛				

配　图 李　吉

序

　　王超医生谈养生系列科普丛书，将由四川科学技术出版社出版，该系列丛书目前先行出版《亚健康》《慢性病》《保健和情绪》三册。

　　几千年来，中医药文化薪火相传，浩瀚的医学经典供我们传承钻研，其中核心理念是养生防病，一切为了生命健康，这一传承课题激发我们通过不同途径去探索！去继承！去发扬！去传播！

　　王超院长是我熟知的正当壮年的中医药界医、教、研、管的复合人才，潜心于中医科普研究，很有心得。

　　我深知编著科普读物比撰写高精专著难度更大，要求更严，所及问题既要高精尖，又要深入浅出，特别是撰写中医药的科普书难度更大，跨越了几千年的文字古奥，要做到浅出易懂难度相当之大。王超博士勇于担当，编撰中医药科普系列丛书，我十分赞誉。

　　我有幸读王超医生拟出版的系列丛书中的前三部著作，文图并茂，趣味浓郁，文字通俗，重点突出了中医养生防病促健康的特色，把握了科普书籍的特点，如书中针对现代生活节奏快，吃不香、睡不好、酸痛不适、倦怠疲乏等大众亚健康问题，运用白话文、俗语、俚语、漫画等图文并茂的方式，融入中医药基本知识、养生基本原则和常用方法，构以"三会"之法（会吃、会运动、会保健），科学地回答了怎么吃、怎么睡，怎么运动、怎么保健等亚健康问题，让读者一目了然，轻松阅读，得以受益。

王超医生的系列中医药科普丛书是一项工程研究，本丛书将为普及健康知识，实现"健康中国"尽匹夫之责！

祝愿王超医生再接再厉，陆续撰写这套系列丛书，期待出版，以餐读者。

是以为序！

成都中医药大学90岁医翁

2023年4月

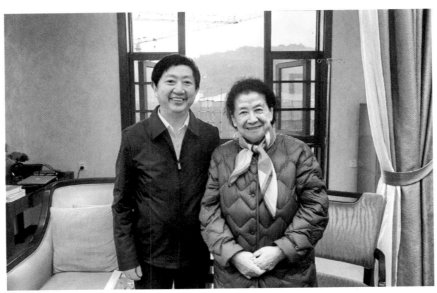

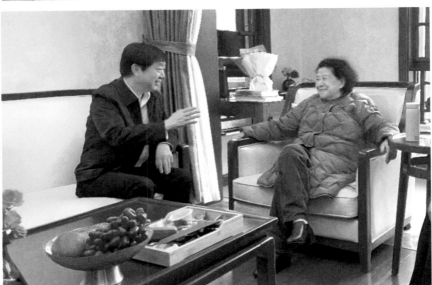

国医大师刘敏如先生与笔者论道中医药

目　录

第一章

01

高血压前期的保健

一、何为高血压前期

高血压前期是正常血压到需要用降压药物治疗的高血压之间的一个过渡时期。1939年Robinson和Brucer首先提出了"高血压前期"一词，概念由JNC-7首先提出，他们发现血压在120~139/80~89 mmHg[①]时心血管疾病的风险升高，一方面存在进展为高血压的风险，另一方面心血管疾病风险也较正常血压者升高。美国高血压预防、检测、评价和治疗全国委员会第7次报告将

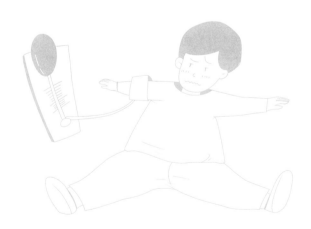

---

① 　1 mmHg=0.133 kPa。

收缩压120~139 mmHg和（或）舒张压80~89 mmHg人群定义为高血压前期。此血压范围与2018年《中国高血压防治指南》中正常高值血压相同。处于高血压前期时可能无任何症状，但随着血压升高，可出现头痛、视觉改变、疲劳、眩晕等非特异性症状及血管内皮功能异常、大动脉弹性受损、动脉粥样硬化、心脏结构和功能的改变、肾动脉硬化及微蛋白尿等。

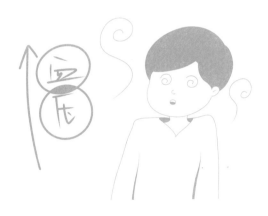

血压水平分类和定义见表1-1。

表1-1　血压水平分类和定义

分类	收缩压（mmHg）		舒张压（mmHg）
正常血压	<120	和	<80
高血压前期	120~139	和（或）	80~89
高血压	≥140	和（或）	≥90
1级高血压（轻度）	140~159	和（或）	90~99
2级高血压（中度）	160~179	和（或）	100~109
3级高血压（重度）	≥180	和（或）	≥110
单纯收缩期高血压	≥140	和	<90

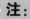

注：

当收缩压和舒张压分属于不同分级时，以较高的级别作为标准。以上标准适用于任何年龄的成年男性和女性。

二、如何阻止高血压发展

1. 会吃

下面介绍几道常用的食疗方。

凉拌芹带耳

材料　芹菜梗500 g，海带100 g，黑木耳100 g，食盐、麻油适量。

做法　芹菜有水芹、旱芹两种，药用以旱芹为佳。先将黑木耳与海带洗净后用水浸泡，待发涨展开后取出，切成丝状，用沸水烫熟备用。将芹菜梗切成细丝，放入沸水中煮熟后捞出。再将三样菜加上少许盐、麻油等调味品拌和即可。

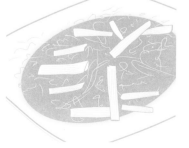

茼蒿菜鸡蛋白汤

材料 ▶ 新鲜茼蒿菜250 g，鸡蛋3个，麻油、食盐适量。

做法 ▶ 先将茼蒿菜洗净切碎，加水适量煎煮，待菜将熟时取生鸡蛋的蛋白加入汤内，待沸后加麻油、食盐调味。

核桃天麻炖草鱼

材料 ▶ 草鱼1条（约1 500 g），核桃仁150 g，首乌15 g，天麻片6 g，生姜3片，葱3根，盐6 g，胡椒粉3 g，味精2 g，料酒15 mg，食用油100 g。

做法 ▶ 核桃仁用开水泡涨，剥去皮，洗净；首乌、天麻洗净，用纱布包好；鱼宰杀，去鳞、鳃、内脏，洗净后切块。将锅置火上，下食用油烧热，加入生姜、葱煸香，倒入鱼块，快炒后盛起备用。在汤锅中加水1 000毫升，放入天麻、首乌、核桃仁，先用大火烧沸，再用小火煮1小时后加入鱼块，继续煮1小时，加入调料即可食用。

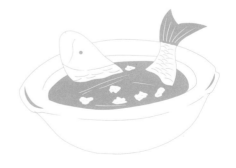

2. 会运动

建议高血压前期人群除保证日常活动外，需要增加中低等强度的运动，如散步、慢跑、健身气功等。

◎散步

步行速度为70~90步/分。3~4次/周或隔日进行。1 600 m的路，15分钟走完800 m，中途休息3分钟再走800 m；2 000 m的路，18分钟走完1 000 m，中途休息3~5分钟再走1 000 m。该方案适用于无运动习惯的患者。

步行、慢跑、骑车运动中心率<140次/分，持续或间歇性运动30分钟/次以上，3~7次/周。其中骑车最为有效。

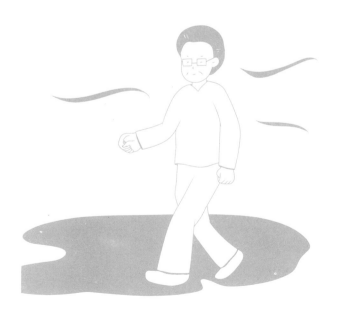

◎太极拳

运动中心率为100~110次/分，分早、晚练。30~45分钟/次，3~7次/周。应注意避免下肢独立、蹬腿等难度较大的动作。

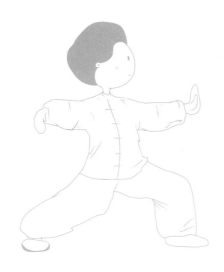

3．会保健

◎穴位保健按摩

取太阳穴、百会穴、风池穴、攒竹穴，以双手的中指或拇指分别依次按揉太阳穴、风池穴、攒竹穴100次，再以中指按揉百会穴100次。在按揉手法上，应以轻快柔和为宜，避免过于粗暴的手法或者过于强烈的刺激，以自我能够耐受

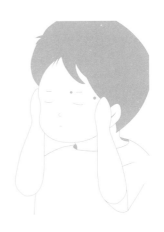

为宜，至局部产生胀感为止。每日的按摩以2~3次为宜，每次的按摩时间控制在15分钟左右，应避免时间过长或者过短。

◎灸法

选穴：百会、神阙、涌泉。

施灸方法：按"先阳后阴，先上后下"的常规，先取俯卧位灸百会，依次再取仰卧位灸神阙、涌泉。施灸者将艾卷的一端点燃，对准应灸的腧穴，距离皮肤2~3 cm处进行熏烤，使患者局部有温热感而无灼痛为宜。每穴15~20分钟，至皮肤红晕。如果局部感觉减退者，施灸者可将食、中两指置于施灸部位两侧，通过手指来感知患者局部受热的程度，以便随时调节施灸距离，防止烫伤。

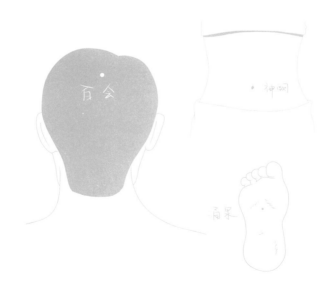

◎耳穴

用白虎下山手法，以双手食指或食指和中指指腹按摩耳背的降压沟，由上而下按摩，按摩6分钟，频率为每分钟90次，以红热为度；捻耳轮部6分钟，频率为每分钟90次，重点捻耳尖；掌擦耳背部，每分钟约120次。

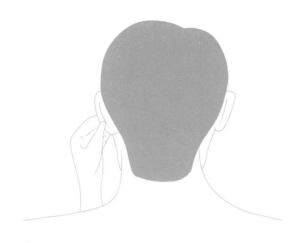

◎中药足浴

1号方

药物组成 ▶ 吴茱萸15 g，黄柏15 g，知母15 g，生地黄15 g，牛膝15 g，生牡蛎50 g。

使用方法 ▶ 将以上药物装入布袋中，放入4 000 mL的水中加以煎煮，趁热取药汁将双足进行熏蒸，待水温在45℃后将双足浸入盆中，药液应没过脚踝，将水温维持在38~42℃，视身体状况浸泡

10~30分钟后进行足部按摩。此方法1次/天，1剂药包可以使用2~3次，一周为1个疗程，连续4个疗程。

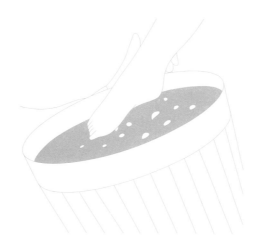

2号方

药物组成 ▶ 桑寄生、怀牛膝、茺蔚子、桑叶、菊花各10 g，钩藤、明矾各30 g，桑枝20 g。

使用方法 ▶ 将以上药物装入布袋中，放入4 000 mL的水中加以煎煮，趁热取药汁将双足进行熏蒸，待水温在45℃后将双足浸入盆中，药液应没过脚踝，将水温维持在38~42℃，视身体状况浸泡10~30分钟后进行足部按摩。此方法1次/天，1剂药包可以使用2~3次，一周为1个疗程，连续4个疗程。

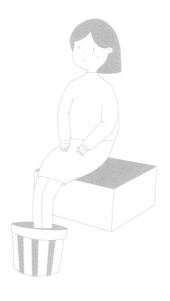

参 考 文 献

［1］中国高血压防治指南修订委员会.中国高血压防治指南2010［J］.中国医学前沿杂志，2011，3（5）：42-93.

［2］倪昀，张华，安冬青.高血压前期的中西医临床研究进展［J］.中医临床研究，2019，11（35）：142-146.

［3］韩天雄.药膳防治高血压病［N］.上海中医药报，2005-10-28（004）.

［4］秦海斌.轻中度高血压的运动处方［N］.大众卫生报，2013-08-01（007）.

［5］徐雪梅.自我保健按摩对社区原发性高血压患者的疗效观察［J］.双足与保健，2018，27（23）：78-79.

［6］王敏，商庆新，李檬，等.三才逆灸法治疗痰湿质高血压病前期患者疗效观察［J］.中医临床研究，2018，10（15）：44-46.

［7］胡佑志.按摩耳穴辅助降血压［N］.上海中医药报，2021-05-21（008）.

［8］华山，黄亚聪，夏五妹.中药足浴按摩辅助治疗中青年高血压35例疗效观察［J］.江西中医药大学学报，2020，32（5）：57-58.

［9］周娜，王素兰.中药足浴辅助治疗高血压临床护理评价［J］.双足与保健，2019，28（17）：23-24.

第二章

02

糖尿病前期的保健

一、何为糖尿病前期

糖尿病的发展分为三个阶段，第一个阶段叫作"高危人群"，第二个阶段叫作"糖尿病前期"，第三个阶段叫作"糖尿病"。糖尿病前期是指：6.1 mmol/L≤空腹血糖＜7.0 mmol/L，7.8 mmol/L≤餐后2小时血糖＜11.1 mmol/L，血糖高于正常水平，但是还没有达到糖尿病的诊断标准。

糖尿病是当前严重威胁公众健康的慢性非传染性疾病之一，其发病率逐年上升。据国际糖尿病联盟发布的数据，2021年我国糖尿病患者人数已达到1.41亿，成为全球糖尿病患病人数最多的国家。作为健康人群和糖尿病人群之间的过渡阶段，糖尿病前期人群数量同样惊人。2008年全国糖尿病流行病学调查结果显示的该人群总数达到1.48亿，成为糖尿病的庞大后备军。糖尿病前期是由正常糖代谢进展为糖尿病的高危阶段，每年有5%~10%的糖尿病前期人群转变为糖尿病患者。而多项研究表明，在此阶段进行有效干预是预防和延缓糖尿病发生的关键。表2-1为糖尿病高危人群评估表。

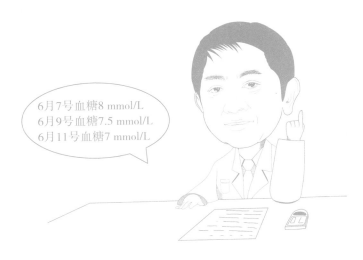

6月7号血糖8 mmol/L
6月9号血糖7.5 mmol/L
6月11号血糖7 mmol/L

表2-1　糖尿病高危人群评估表

序号	评估项目
1	有糖尿病前期［糖耐量受损（IGT）、空腹血糖受损（IFG）或两者同时存在］史
2	超重［体质指数（BMI）≥24 kg/m²）或肥胖（BMI≥28 kg/m²）和（或）中心型肥胖（男性腰围≥90 cm，女性腰围≥85 cm）］
3	静坐生活方式
4	一级亲属中有2型糖尿病家族史
5	有妊娠期糖尿病史的妇女
6	高血压收缩压≥140 mmHg和（或）舒张压≥90 mmHg，或正在接受降压治疗
7	血脂异常，高密度脂蛋白胆固醇（HDL-C）≤0.91 mmol/L和（或）甘油三酯（TG）≥2.22 mmol/L，或正在接受调脂治疗
8	动脉粥样硬化性心血管疾病（ASCVD）患者
9	有一过性类固醇糖尿病病史者
10	多囊卵巢综合征（PCOS）患者或伴有与胰岛素抵抗相关的临床状态（如黑棘皮症等）
11	长期接受抗精神病药物和（或）抗抑郁药物治疗和他汀类药物治疗的患者

目前我国主要采用WHO 1999糖尿病分类诊断标准诊断糖尿病前期。《中国糖尿病前期临床干预专家共识》（简称《共识》）推荐采用两步法开展糖尿病筛查：第一步，采用中国糖尿病风险评分表（表2-2）对20~74岁普通人群进行糖尿病风险评估。第二步，对风险评分总分≥25分者进行口服葡萄糖耐量试验（OGTT）。对糖尿病前期人群实行分层管理。较低风险：单纯IFG或IGT；较高风险：IFG+IGT或合并≥任一项风险因素，如超重或肥胖，糖尿病家族史、心血管疾病的家族史，高血压，血脂异常，妊娠期糖尿病史，心血管疾病，久坐不动的生活方式，代谢综合征，非酒精性脂肪性肝病以及多囊卵巢综合征者等。

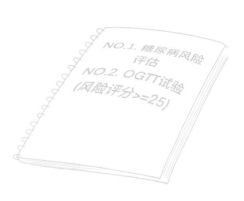

表2-2 中国糖尿病风险评分表

评分指标	分值	评分指标	分值
年龄（岁）		50~54	13
20~24	0	55~59	15
25~34	4	60~64	16
35~39	8	65~74	18
40~44	11	体重指数（kg/m^2）	
45~49	12	<22	0

续表

评分指标	分值	评分指标	分值
22~23.9	1	120~129	3
24~29.9	3	130~139	6
≥30	5	140~149	7
腰围（cm）		150~159	8
男性<75，女性<70	0	≥160	10
男性75~79.9，女性70~74.9	3	糖尿病家族史（父母、同胞、子女）	
男性80~84.9，女性75~79.9	5	无	0
男性85~89.9，女性80~84.9	7	有	6
男性90~94.9，女性85~89.9	8	性别	
男性≥95，女性≥90	10	女性	0
收缩压（mmHg）		男性	2
<110	0	总分	
110~119	1		

  2019年，《中国糖尿病前期临床干预专家共识》，为我国糖尿病预防工作提供了更具实践性和操作性的指导意见。《共识》指出，糖尿病前期人群是糖尿病预防的重点对象，及时发现并对此人群进行积极有效的干预和管理，使其逆转为血糖正常人群，至少应尽力维持在糖尿病前期，力争阻止或延缓其进展为糖尿病，是糖尿病前期的临床干预目标。

二、如何阻止糖尿病发展

1．会吃

《中国糖尿病前期临床干预专家共识》推荐合理膳食，控制摄入能量。合理膳食模式指以谷类食物为主，辅以高膳食纤维、低盐、低糖、低脂肪的多样化膳食模式，以降低发生糖尿病风险。饮食干预措施主要是合理安排三大供能营养素比例（碳水化合物占总热量的50%~60%，蛋白质占15%~20%，脂肪占20%~30%）（见图2-1），控制总能量摄入（合理分配每日三餐摄

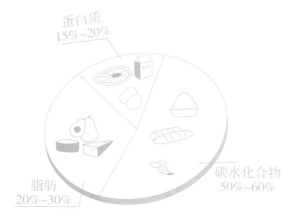

图2-1　三大供能营养素比例

入量：早餐1/5，午餐2/5，晚餐2/5，或者早餐、午餐、晚餐各占1/3），限制饮酒和戒烟，鼓励多吃蔬菜等。

常见食物升糖指数分类见表2-3。

表2-3　常见食物升糖指数分类（GI：血糖生成指数）

种类	低GI食物	中GI食物	高GI食物
五谷类	全麦粉、荞面、粉丝、黑米、粟米、藕粉、通心粉	红米饭、糙米饭、西米、面条、麦片、燕麦	白米饭、馒头、油条、糯米饭、白面包、炒饭
蔬菜类	大白菜、黄瓜、芹菜、茄子、青椒、海带、菠菜、西红柿、豆芽、芦笋、花菜、洋葱、生菜	甘薯、芋头、莲藕	南瓜、土豆
糖及糖醇类	果糖、乳糖、木糖醇	蔗糖	葡萄糖、砂糖、麦芽糖

下面介绍两道食疗方。

凉拌苦瓜

材料 ▶ 鲜苦瓜100 g，麻油（橄榄油）、调味料适量。

做法 ▶ 鲜苦瓜切成薄片，用适量麻油或橄榄油、调味料调拌。

功效 ▶ 清热解毒，止渴除烦。

注意 ▶ 适用于多饮、多食的糖尿病前期患者。

花粉糊

材料 ▶ 生地黄15 g，余甘子（油橄榄）30 g，天花粉9 g，荔枝肉6只。

做法　用生地黄、余甘子、荔枝肉加水煎汁1 000 mL，取150 mL，每次加入天花粉3 g，调成糊状。每日3次口服，余汁代茶频饮。

功效　滋阴清热，消积生津。

注意　适用于多饮多尿的糖尿病前期患者。

2．会运动

运动干预手段中除了我们常说的有氧运动之外，还应该进行抗阻力运动。抗阻力运动有练习器械或自由负重（比如哑铃和杠铃）等。在规律有氧运动的同时，应每周至少进行2次抗阻力运动，每次2~3组，每组8~10次重复进行抗阻运动，组间休息2~3分钟；2次抗阻运动应间隔1~2天，每周3次更理想。

3．会保健

中医防治糖尿病前期应重视综合调治，除了饮食、运动、药物以外，还常采取推拿、艾灸、针刺、足浴等多种中医传统特色疗法。

◎推拿

按摩背腰部：手掌匀力推揉脊柱两侧，或用按摩棒、老头乐敲打后颈到腰骶，重点按揉胰俞（第8胸椎棘突下旁开1.5寸[①]）、

————————
① 寸指中医手指同身寸。

胃俞（第12胸椎棘突下旁开1.5寸）、肾俞（第2腰椎棘突下旁开1.5寸）和局部阿是穴（痛点）。其适合于伴有乏力、腰背酸痛者。

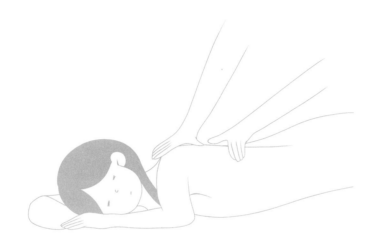

按摩腹部：双手掌互擦至发热，左手掌压右手掌，紧贴神阙穴（肚脐）热敷，再分别从右上腹部向左上腹部，从左上腹部向左下腹部用力推揉。其适合于伴有腹满、大便不畅者。

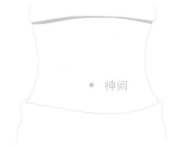

按摩肢体：以手指揉按或点按足三里（外膝眼向下四横指，距胫骨前缘一横指）、三阴交（内踝上3寸，胫骨内侧缘后方）2分钟，以酸胀为度。手擦涌泉穴（足底前部凹陷处第二、三趾趾缝纹头端与足跟连线的前1/3处）以透热为度。其适合于伴有头晕、乏力、眠差，或下肢麻痛者。

◎艾灸

灸足三里：将艾条一端点燃，对准足三里，以约距1寸高度进行熏灸。每侧10~15分钟。其适用于伴有乏力、抵抗力降低、下肢无力者。

灸关元：将艾条一端点燃，对准关元穴（下腹部肚脐下3寸），以距离约1寸的高度进行熏灸。每次10~15分钟。其适用于伴有畏寒肢冷，或男子阳痿及抵抗力降低者。注意防止烫伤。

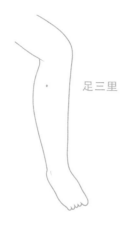
足三里

◎针刺疗法

主穴为脾俞、膈俞、胰俞、足三里、三阴交，配穴为肺俞、胃俞、肝俞、中脘、关元、神门、然谷、阴陵泉等。针刺方法为缓慢捻转，中度刺激，平补平泻法。每日或隔日一次，每次留针15~20分钟，10次为1个疗程，疗程间隔3~5日。

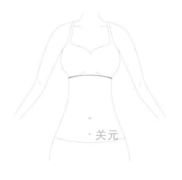
关元

◎耳穴

耳穴按压治疗糖尿病常选用的主穴为胰、胆、肝、肾、缘中、屏间、交感、下屏尖，配穴为三焦、渴点、饥点。根据主证

及辨证分型，每次选穴5~6个。选
定耳穴寻得敏感点后，将王不留行
籽置于相应耳穴处，用胶布固定，
用食指、拇指捻压至酸、沉、麻、
痛。每日自行按压3次。每次贴一侧
耳，两耳交替。

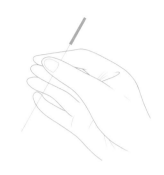

◎足浴

推荐方的药物组成为当归、赤芍、川芎、桂枝、红花、鸡血
藤、豨莶草和伸筋草。用法及用量：上述中草药加水3 000 mL煎
熬，现配现用。水温38~42℃（注意水温不宜太热，以防烫伤）。
水量以浸没两足内外踝关节上2寸为准。隔日1次，每次30分钟。
10次为1个疗程，总计5个疗程。

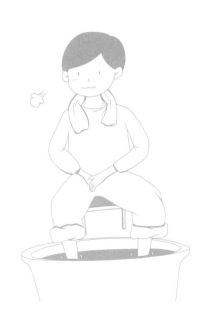

参 考 文 献

［1］左娇娇，史晓伟，张定华，等.糖尿病前期中医药研究进展［J］.中医药临床杂志，2021，33（1）：171-175.

［2］方朝晖.糖尿病前期中医药防治的临床科研探索与实践［J］.中医药临床杂志，2021，33（1）：1-7.

［3］魏丽萍.中医药膳防治糖尿病研究概况和思考［J］.山东中医药大学学报，2019，43（4）：421-424.

［4］湘湘.糖尿病药膳两则［J］.家庭医药.快乐养生，2019（2）：41.

［5］于丽利.心理护理联合饮食、运动疗法在糖尿病患者中的应用效果［J］.心理月刊，2021，16（9）：176-177.

［6］李晓霞，林仕东，马华艺，等.时辰运动疗法配合经穴推拿对糖尿病患者阳虚本质的影响［J］.山西中医，2021，37（5）：13-17.

［7］纪品川，刘玉静，李国宏，等.针刺治疗糖尿病前期疗效观察［J］.内蒙古中医药，2020，39（8）：128-129.

［8］杨国芳，方朝晖，王静，等.温和灸联合穴位按摩治疗糖尿病性骨质疏松症的临床效果［J］.实用临床医药杂志，2021，25（2）：59-62.

［9］刘芳，许惠玲，王晓歌.耳穴压豆疗法在2型糖尿病及其并发症治疗中的应用概况［J］.糖尿病新世界，2021，24（5）：196-198.

［10］张勤，张征宇.中药足浴配合足部按摩用于糖尿病周围神经病变的疗效评价［J］.中国基层医药，2021，28（4）：491-494.

第三章

03

高脂血症前期的保健

一、何为高脂血症前期

高脂血症的诊断主要依据实验室生化检测所测定的血脂相关指标。根据《中国成人血脂异常防治指南（2016年修订版）》所确定的血脂异常诊断标准，血浆总胆固醇水平≥6.2 mmol/L即为高胆固醇血症；低密度脂蛋白≥4.1 mmol/L为血脂异常；甘油三酯≥2.3 mmol/L即为高甘油三酯血症；高密度脂蛋白男性不应<1.04 mmol/L，女性不应<1.3 mmol/L。

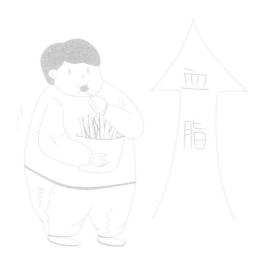

血脂异常主要通过常规血脂检测及健康体检来发现。《中国成人血脂异常防治指南（2016年修订版）》建议，20~40岁成年人每5年测量1次空腹血脂；40岁以上的男性和绝经后妇女每年进行1次血脂检查；而对缺血性心血管病及高危人群，则每3~6个月测定1次血脂。

　　血脂异常本身的临床表现不多，主要是脂质在真皮内、眼部等位置沉积，可引起黄色瘤、高脂血症眼底改变、角膜环。这些可在体检时发现，但发生率不高。明显的高甘油三酯血症可引起急性胰腺炎。脂质在血管内皮沉积导致动脉粥样硬化，引起冠心病、脑血管病和外周血管病等。而多数高脂血症患者无任何异常症状和体征，通常是在进行血液生化检验时发现血脂异常。血脂水平受生活方式及饮食习惯影响较大，也与性别、年龄等有关。因而目前不主张使用"正常值"的概念，而是根据血脂水平对动脉粥样硬化性心血管疾病的发生和发展的影响来提供一个合适的范围。

　　《中国成人血脂异常防治指南（2016年修订版）》提出的我国成人的血脂合适水平（见表3-1）。我们应针对不同人群确定不同的治疗目标。《中国成人血脂异常防治指南（2016年修订版）》提出了成人血脂胆固醇异常的危险分层方案（见表3-2）。

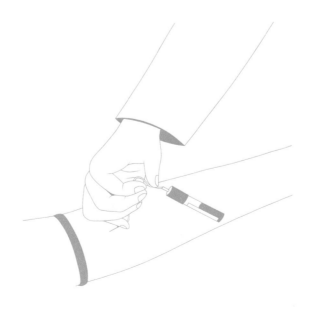

表3-1 我国成人血脂合适水平（mmol/L）

分层	TC	LDL-C	HDL-C	TG
理想水平		<2.6		
合适水平	<5.2	<3.4		<1.7
边缘升高	5.2~6.19	3.4~4.09		1.7~2.29
升高	≥6.2	≥4.1		≥2.3
降低			男性<1.04 女性<1.3	

注：TC，总胆固醇；LDL-C，低密度脂蛋白胆固醇；HDL-C，高密度脂蛋白胆固醇；TG，甘油三酯。

表3-2 成人血脂胆固醇异常危险分层方案

危险分层	TC 5.2~6.2 mmol/L或 LDL-C 3.4~4.1 mmol/L	TC≥6.2 mmol/L或 LDL-C≥4.1 mmol/L
无高血压且其他危险因素<3	低危	低危
无高血压或其他危险因素≥3	低危	中危
高血压且其他危险因素≥1	中危	高危
冠心病及其他危症	高危	极高危

注：危险因素包括，年龄（男性≥45岁，女性≥55岁）；吸烟；低HDL-C（HDL-C≤1.0 mmol/L）；肥胖（BMI≥28 kg/m²）。

早发缺血性心血管病家族史指男性一级直系亲属在55岁前或女性一级直系亲属65岁前患缺血性心血管病或有家族性高脂血症患者。

二、如何阻止高脂血症发展

1．会吃

　　无论哪一型的高脂血症，饮食治疗是首要的治疗基本措施，应长期坚持。合理的膳食结构是维持脂质代谢平衡的重要措施，基本原则是低胆固醇、低脂、低热量、低糖、高纤维素，限制

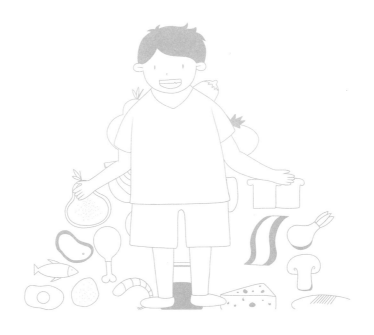

总热量。60岁以上老年人、轻体力劳动者每天总热量应限制在6 699~8 374 kJ为宜。脂肪占总热量20%为宜，并且以含多链不饱和脂肪酸的植物油为主，动物脂肪不应超过总脂量的1/3。胆固醇摄入量每日控制在300 mg以下为宜，避免食用高胆固醇食品。增加膳食纤维可与胆汁酸结合，增加粪便中胆盐的排泄，有降低血清胆固醇浓度的作用。膳食纤维含量丰富的食物主要是杂粮、米糠、麦麸、干豆类、海带、蔬菜和水果等，每日摄入纤维量以35~45 g为宜。

以下介绍几道食疗方。

大豆（黄豆）玉米粥

材料 ▶ 大豆、玉米、糯米、蜂蜜各50 g。

做法 ▶ 锅置旺火上，加入适量清水煮沸，放入大豆、玉米粗末煮熟，改小火，放入糯米煮至粥稠，调入蜂蜜和匀即可。

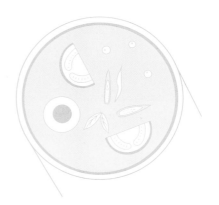

功效 ▶ 大豆富含不饱和脂肪酸（亚麻酸、亚油酸和花生四烯酸）。不饱和脂肪酸尤其是亚麻酸，可以排除沉积于血管中的胆固醇和中性脂肪。

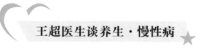

红烧冬瓜

材料 ▶ 冬瓜250 g，黑木耳15 g，瘦猪肉50 g，植物油、姜、料酒、精盐、鸡精、葱花、清汤、淀粉、香油各适量。

做法 ▶ 将冬瓜洗净、削去外皮，掏净瓤籽，洗净沥干，切片；黑木耳泡发，洗净切丝；瘦肉洗净后切薄片。锅置旺火上，放入植物油烧成八成热，下冬瓜片炸成金黄色捞出。锅内留少许油，放入姜炸香、黄，下入肉片、木耳翻炒至熟，倒入料酒、清汤，调入精盐、鸡精，撒入葱花，再用湿淀粉勾芡，淋入香油即成。

功效 ▶ 冬瓜不含脂肪，而所含葫芦巴碱有助于人体促进新陈代谢；其所含丙醇二酸能有效阻止机体中的糖类转化为脂肪。冬瓜长期食用可帮助肥胖者消耗多余的脂肪。

莲叶黑米粥

材料 ▶ 莲叶（鲜）150 g，黑米100 g，蜂蜜50 g。

做法 ▶ 将莲叶洗净，放入锅中加水煎取汁；黑米洗净；锅置旺火上，放入黑米，加入莲叶汁与适量水，煮沸后改小火煮稠，调入蜂蜜和匀即可。

功效 ▶ 莲叶能降血脂、减肥；黑米能健脾胃、滋肾水、止肝火、养颜色、乌须发，久服可强身延寿。两物相合适用于高脂血症。

山楂荷叶茶

材料 ▶ 山楂50 g，荷叶40 g，红枣2~3颗。

做法　将500 mL开水煮沸，放入以上所有材料，滚水煮约5分钟后即可去渣饮用。

功效　山楂中的内酯、黄酮类物质和解脂酶可以分解脂肪，减少脂肪在体内的含量；荷叶中含有的荷叶碱也能够阻止脂肪的吸收。两者合用可以降脂、健脾，预防肥胖症、高血压、动脉硬化等。

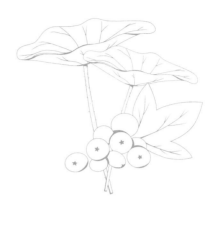

2．会运动

　　规律的有氧运动能够增加能量消耗，降低血浆中总胆固醇和甘油三酯的水平，提高高密度脂蛋白的水平，防止和减缓胆固醇在动脉管壁的沉积。运动疗法是血脂异常治疗的基础措施。不同年龄段的高脂血症者应根据自身特点来选择合适的运动，建议强壮的中青年每周锻炼3次或隔天1次，每次持续40~60分钟；体质虚弱的老年高脂血症患者尽量控制运动的频率，选择合适的运动项目，运动项目应节奏分明，重复性好；中度患者应该根据自身的条件选择合适的运动，比如徒步旅行，慢步，做体操，打太极拳、乒乓球和羽毛球等。

　　我国传统运动如太极拳、八段锦、五禽戏、易筋经等，是根据中医五行学说创建的，不仅能畅情志、疏经络、调脏腑，在预防高脂血症的发生以及改善患者血脂异常水平方面亦具有积极作用，而且趣味性强，简便易学，安全无负担，对场地要求不高，动作协调、缓慢、五脏兼顾，是极为合适的运动方式。

3. 会保健

中医中"膏粱""脂膏"的阐述以及其特性与现代医学中的血脂具有极高的一致性。"脂膏"源自《黄帝内经·灵枢》，其曰："人有脂，有膏，有肉。"《灵枢·五癃津液别》中提到："五谷之津液，和而为膏，内渗入于骨空，补益脑髓，而下流于阴股。"其论述了机体所需的营养成分是由水谷精微化生的膏而构成的，在体内随着津液的流行而输布全身达到营养全身，充实骨骼、脑髓的作用。若脂膏在体内的输布运化紊乱，则久之成浊，病从中生。痰饮和瘀血是血脂异常的常见病理产物，涉及肝、脾、肾等脏器，所以在临床上多用健脾疏肝、化痰祛瘀之法治疗血脂异常。

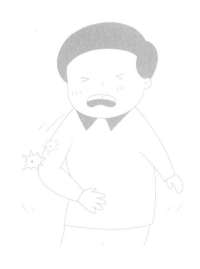

◎针刺疗法

针刺疗法是中医学养生保健的重要手段，在多种疑难杂症的治疗中发挥了重要的作用。针刺可激发经气，通畅气血，从而起到降气化浊、健脾益气之功效。

穴位：中脘、天枢、内关、丰隆、足三里、脾俞、胃俞、肾俞。

具体操作：每次选取3~4穴，交替使用。捻转进针，针刺得气后提插捻转。足三里、脾俞、胃俞、肾俞行补法，内关、丰隆行泻法，中脘、天枢行平补平泻法。每10分钟行针1次，留针30分钟。每日1次，治疗6天休息1天，连续治疗8周。

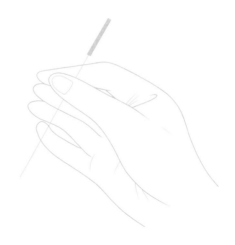

◎推拿疗法

有效的腹部按摩不仅可以刺激体表的血液流速，而且可以加强大肠、小肠的功能，进而调节全身气机，调节各脏腑功能，减少胆固醇的形成，同时加强其代谢，从而达到降脂的目的。

选穴：天枢、大横、中脘。

推拿手法：一指禅推法、摩法、揉法。

具体操作：仰卧，在施术部位上行一指禅推法，1分钟/穴；向顺时针用手掌摩腹8分钟；以正中线为起点，由脐至脐下3寸，由上而下向两侧，四指轻揉下腹部9分钟。每天1次，每次20分钟，每周5次，8周为一个观察周期。

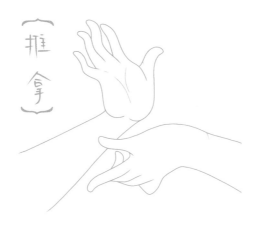

◎敷脐治疗

敷脐疗法是基于中医的传统理论发展而来的一种中药和穴位联合作用从而影响脏腑机体的治疗方法，可以调节脏腑功能，起到降脂的作用。"神阙"是任脉上的一个重要穴位，位于腹部中央，能够沟通十二经脉和奇经八脉，对脏腑起到调节作用。

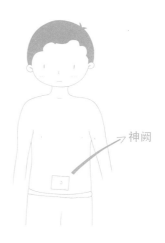

神阙

选穴：神阙。

外敷药物：生大黄、冰片。

具体操作：以上两药研粉，按照1：1进行配比，与凡士林、食醋调制成膏状备用，每份药饼重约5 g。取仰卧位，将神阙穴暴露，在其上放药饼，脐贴外固定。3次/周，每次敷贴4小时。

◎耳穴疗法

耳穴疗法是通过刺激与脏腑经脉相对应的耳穴促进气血运行，调节机体功能，充分维持代谢平衡，以期达到降脂目的。

主穴：脾、胃、肝、肾、心。

配穴：脑、降压沟、神门、额、交感等。

具体操作方法：每次选上述穴位中的6~8个，将洗净的王不留行籽贴于0.5 cm×0.5 cm胶布上；常规消毒耳郭后，将备好的王不留行籽对准所选耳穴贴紧并稍加压力，可自行按压，使耳郭充血、胀痛。注意按压力度适中，避免皮肤损伤引起感染。每日按压4~5次，三餐后及睡前重点按压，每次按压5分钟，每3天换一次；两耳交替，3个月为1个疗程。

◎艾灸疗法

艾灸调脾胃、畅气机，帮助气血在周身有条不紊地运行。《难经·二十二难》提到："血得温而行，得寒而凝。"研究表明艾灸可以温经调脂、促进脂质转化、预防动脉粥样硬化，从而起到调节脂质代谢的作用。

穴位：神阙、中脘、丰隆、足三里。

　　具体操作：患者平卧位，采用可以用松紧带固定于穴位上的竹制温灸盒辅助施灸，以保证上述穴位同时施灸。先用签字笔在穴位上做标记，固定温灸盒，保证温灸盒中央对准穴位，松紧度以患者能接受且盒子不会移动为度，点燃艾条，插入艾盒，适时调节艾条与皮肤之间的距离，施灸穴位处温度以患者感到温热舒适、无灼痛为度。每穴每次艾灸10分钟，中间掸灰1次，保证温度相对恒定。隔日1次，每周3次。

参 考 文 献

［1］诸骏仁，高润霖，赵水平，等.中国成人血脂异常防治指南（2016年修订版）［J］.中国循环杂志，2016，31（10）：937-953.

［2］郭改会，张沛然.高脂血症的诊断及治疗［J］.中国临床医生，2012，40（3）：20-23.

［3］陈文贵.治疗高脂血症药膳显神奇［J］.健康生活，2017（2）：45.

［4］中华医学会心血管病学分会，中华心血管病杂志编辑委员会.正确认识合理使用调脂药物.中华心血管病杂志，2001，29：705-706.

［5］陈万睿，陈婧.太极拳和健身气功八段锦对中老年血脂及生活质量的影响［J］.中国老年学杂志，2015，35（19）：5612-5613.

［6］吴翙馨，张海平.24式太极拳运动干预对中老年女性高脂血症患者血浆TXB2、6-K-PGF1α水平的影响［J］.中国老年学杂志，2015，35（22）：6503-6505.

［7］王雪冰，冯连世.健身气功五禽戏对成年人血脂影响的Meta分析［J］.中国运动医学杂志，2017，36（2）：156-163+182.

［8］鲍丽颖，汪洋，刘俊荣.健身气功八段锦对不同血脂水平中老年人肺活量的影响［J］.中国老年学杂志，2013，33（5）：1140-1141.

［9］刘俊荣，姜希娟，夏西薇，等.健身气功八段锦调节中老年脂质代谢的实验研究［J］.中国老年学杂志，2006，26（3）：317-319.

［10］张婷，李玉，郑健.中医运动处方临床应用研究进展［J］.新中医，2019，546（11）：37-41.

［11］梁頔.八段锦对高甘油三酯血症痰湿体质人群健康干预研究［D］.中国中医科学院，2016.

［12］张宝珍，王秋岩，董林森，等.中国健身气功八段锦对中老年人血脂影响的Meta分析［J］.西南军医，2019，21（3）：241-246.

［13］尚菊菊.黄丽娟教授学术思想临床经验总结及治疗高脂血症的临床研究［D］.北京中医药大学，2016.

［14］郝子娟，马华，薛秦.薛秦论治血脂异常经验［J］.中西医结合心脑血管病杂志，2015，13（18）：2129-2130.

［15］黄世敬，王永炎.论血脂异常与浊毒［J］.辽宁中医杂志，2016，43（1）：65-67.

［16］贾萌.血脂异常证素分布规律及与季节，BMI，生活习惯的相关性研究［D］.2019.

［17］金恒，李雪松，王琼，等.针刺治疗高脂血症的疗效及对血脂的影响［J］.上海针灸杂志，39（10）：5.

［18］张瑞华.中药汤剂结合针灸治疗高脂血症127例［J］.继续医学教育，2018，32（12）：169-170.

［19］程玲，黄冬梅，黄艳，等.秦亮甫教授从脾论治针刺治疗中心型肥胖伴高脂血症的临床研究［J］.世界中医药，2018，13（05）：209-213+217.

［20］翁燕榕.改良式腹部按摩联合中药敷脐疗法对老年痰浊瘀阻型高脂血症的影响研究［D］.福建中医药大学，2016.

［21］朱斯洪，冯秋玲.耳穴贴压联合行为生活方式干预对高脂血症患者的影响［J］.中国民族民间医药，2016，25（6）：104-105.

［22］陈仲杰，吴中朝，王京京，等.辨证施灸治疗高脂血症49例临床观察［J］.中医杂志，2015，56（22）：1935-1938.

［23］马明云，姜劲峰，周小云，等.悬灸干预对高脂血症患者生化指标的影响（英文）［J］. *Journal of Acupuncture & Tuina Science*，2012，10（06）：38-41.

［24］LiuM，ZhangQ，JiangS，et al. Warm-needling acupuncture and medicinal cake-separated moxibustion for hyperlipidemia：study protocol for a randomized controlled trial［J］. Trials，2017，18（1）：310.

第四章

04

动脉粥样硬化倾向的保健

一、何为动脉粥样硬化倾向

动脉粥样硬化是一种严重威胁人类生命健康的疾病，其特点是血液中的胆固醇、脂类物质以及细胞代谢产物在动脉壁内沉积并最终形成黄色粥样的斑块，这些斑块不仅影响血液在血管内的流动，甚至还极易从血管壁脱落，随着血液循环流动到全身各处，堵塞血管导致组织缺血坏死，严重威胁我们的生命健康。在我国的居民疾病死亡构成比中，心血管疾病的死亡率占据首位，每5例死亡中就有2例死于心血管病，高于肿瘤或其他疾病。高血压、高血脂、糖尿病等一直被认为是造成动脉粥样硬化的危险因素，同时吸烟、肥胖、遗传等对心血管疾病的发生具有重要影响作用。

动脉粥样硬化倾向属于动脉粥样硬化发展的隐匿期，是指患者已经有了动脉粥样硬化的趋势，即患者存在高血压、高血脂、高血糖的风险，生化指标有轻微异常，但

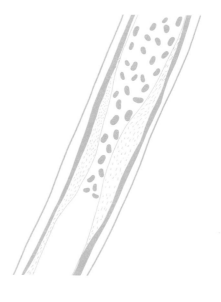

还达不到临床诊断标准，处于从有较早的病理变化到动脉粥样硬化已经形成的这一过程中。如果能在这一阶段对其饮食或生活习惯进行改善，患者基本可恢复正常状态。

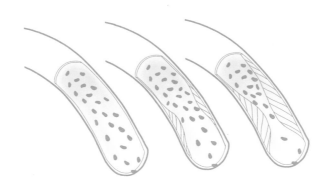

动脉粥样硬化危险因素见表4-1。

表4-1　动脉粥样硬化危险因素

高血压	高血脂	高血糖	长期吸烟	超重或肥胖	少动	长期精神紧张	高盐高脂饮食	遗传
√	√	√	√	√	√	√	√	√

动脉粥样硬化分期见表4-2。

表4-2　动脉粥样硬化分期

	无症状期	缺血期	坏死期	纤维化期
尚无器官或组织受累的临床表现	Ⅰ期			
血管狭窄，器官缺血的症状出现		Ⅱ期		
血管血栓形成，或管腔闭塞，器官组织坏死			Ⅲ期	
长期缺血，器官组织纤维化萎缩				Ⅳ期

二、如何阻止动脉粥样硬化倾向

1．会吃

据相关调查发现，我国居民的饮食结构存在严重的失衡现象。俗话说病从口入，我们需要慎重地对待饮食，一些不健康的饮食习惯，如高脂、高盐饮食、精制谷物大量摄入，全谷物等食物的摄入减少，过度饮酒以及暴饮暴食等都易造成动脉粥样硬化的发生。而中药汤剂、药膳食疗对于动脉粥样硬化的预防有明确

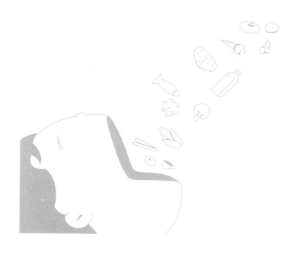

的效果，补虚药如人参、黄芪、当归、何首乌、枸杞子，活血化瘀药如川芎、丹参、红花、水蛭，清热药如黄芩、黄连、赤芍、牡丹皮，这三类药均能抗炎、抗氧化、调节脂质代谢、改善血液流变性、保护血管内皮细胞、抑制血管平滑肌细胞增殖迁移，可以有效地预防动脉粥样硬化的发生。

生活中常见的洋葱、黑木耳、胡萝卜等可以有效预防动脉粥样硬化。洋葱是目前所知唯一含前列腺素A的蔬菜，能扩张血管、降低血液黏度、降压以及减少外周血管血流量和增加冠状动脉的血流量，能预防血栓形成。黑木耳中的多糖具有增强人体免疫力，减低血液凝块的作用。胡萝卜可增加冠状动脉血流量，降低血脂，具有降血压、强心的功效。

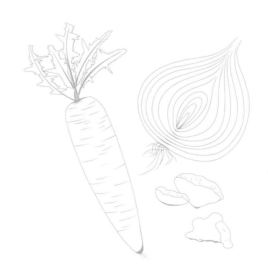

2．会运动

适当运动对预防动脉粥样硬化的发生是有极大好处的。我们

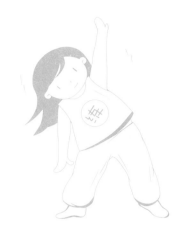

应根据自身的生理状况选择合适的活动方式，既要适量运动以强壮体魄，同时也不能过度运动，损伤身体健康。适当运动可以舒缓内心的压力，放松紧张的精神状态，预防动脉粥样硬化的发生。

如练习传统功法太极拳，可以使锻炼者体内的一氧化氮含量水平增高，有效清除与减轻血管内类脂质物质在血管壁上的沉积，同时让我们保持相对安静专一的意识状态，防止与减缓血管壁斑块的形成。

3．会保健

对于动脉粥样硬化倾向的预防治疗，中医外治方法多样，针灸时选取风池、内关、足三里、丰隆、人迎等穴治疗可调节体内的微循环系统，改善脂质代谢，减轻患者的血瘀及痰浊症状。隔药饼灸有调节胆固醇、载脂蛋白、脂蛋白的含量或成分比例，抑制炎性因子释放等作用，从而减少脂质在细胞内沉积，加速胆固醇清除，保护受损动脉。药饼可选用行瘀通络之丹

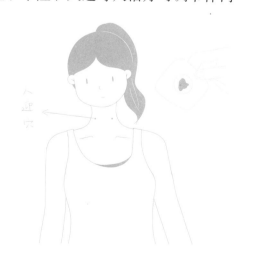

参、山楂、郁金、大黄、泽泻等中药。穴位贴敷疗法操作简便、安全有效，可采用化痰散结、活血消瘀的药物如白芥子、乳香、没药、三七、丹参等贴敷人迎穴，有抑制和消退颈动脉粥样硬化斑块的作用。

参 考 文 献

[1] 马丽媛，吴亚哲，陈伟伟.《中国心血管病报告2018》要点介绍［J］.中华高血压杂志，2019，27（8）：712-716.

[2] 王增武，胡盛寿.中国心血管健康与疾病报告2019概要［J］.中华老年病研究电子杂志，2020，7（4）：4-15.

[3] 张彦栋，杨艳敏，徐美玲，等.代谢性炎症与动脉粥样硬化及中医药防治策略［J］.现代中西医结合杂志，2021，30（14）：1581-1586.

[4] 常红，申杰.中医营养食疗防治动脉粥样硬化的优势探讨［J］.中国民间疗法，2013，21（2）：9-10.

[5] 章黎军.太极拳运动对改善颈动脉粥样硬化的效果观察［J］.中国乡村医药，2012，19（3）：13-14.

[6] 王伟志，宋平，王占奎.针灸治疗颈动脉粥样硬化斑块的临床观察［J］.中国针灸，2005，25（5）：312-314.

[7] 吴雪芬，易丽贞，刘欣，等.隔药饼灸治疗动脉粥样硬化的研究进展［J］.时珍国医国药，2020，31（3）：688-690.

[8] 申斌，于川，徐寅平，等.自拟颈斑消贴膏贴敷人迎穴对颈动脉粥样硬化斑块的影响［J］.中医药导报，2013，19（12）：88-90.

第五章

05

肥胖症前期的保健

一、何为肥胖症前期

肥胖症是指体内脂肪堆积过多和（或）分布异常、体重增加，是包括遗传和环境在内的多种因素相互作用所引起的慢性代谢性疾病。肥胖症前期是指以体重超过标准体重的10%~20%为特征，当人体进食热量超过消耗量，多余的物质就会转化成脂肪储存于体内，从而使体重增长，这是人体内脂肪积聚过多的一种表现，不属于病态。随着生活水平的提高，饮食结构的改变，肥胖人群逐年增多，肥胖伴发的高血压病、高脂血症、糖尿病、动脉粥样硬化性疾病等的发生率以及死亡率也急剧升高，严重危害公众健康。因此，我们应该尤其重视肥胖症前期，防患于未然。

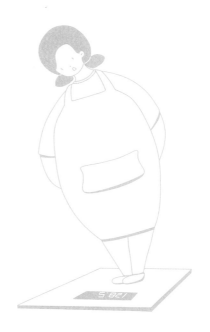

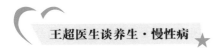
1．判断依据

肥胖症前期，即体重超过标准体重10%~20%或体重指数（BMI）为24.0≤BMI<28.0。标准体重（kg）=［身高（cm）-100］×0.9（男性）或0.85（女性）；体重指数（BMI）=体重（kg）/身高的平方（m²）。其可无伴随症状，也可有多食、嗜睡以及神疲乏力等症状。

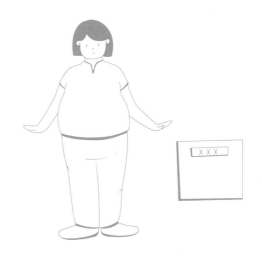

2．如何判断自己是否肥胖

◎以体重指数（BMI）诊断肥胖

临床上采用BMI作为判断肥胖的常用简易指标，见表5-1。

表5-1　判断肥胖的常用简易指标

分类	BMI值（kg/m²）
肥胖	BMI≥28.0
超重	24.0≤BMI<28.0
体重正常	18.5≤BMI<24.0
体重过低	BMI<18.5

这是根据2016年中国超重/肥胖问题医学营养治疗专家共识设立的体质指数（BMI）标准。

◎ 以腰围诊断中心型肥胖

测量腰围可以诊断中心型肥胖和周围型肥胖。腰围测量方法：被测量者取立位，双脚分开25~30 cm，将尺子沿肚脐位置绕一圈测量，注意不能刻意收腹，保持放松状态。

◎ 以体脂率诊断肥胖

男女体脂率诊断标准见表5-2。

表5-2　男女体脂率诊断标准

分类	男性腰围（cm）	女性腰围（cm）
中心型肥胖前期	85~<90	80~<85
中心型肥胖	≥90	≥85

体脂率是身体内脂肪占总体重的比例。生物电阻抗法测量人体脂肪的含量可用于肥胖的判断。一般来说，正常成年男性体内脂肪含量占体重的10%~20%，女性占15%~25%。若男性体脂率>25%，女性>30%，可考虑为肥胖。我们可以使用目测、体脂夹、体脂秤、骨密度扫描等进行测量。

二、如何阻止肥胖症前期发展

《素问·异法方宜》曰："其民华食而脂肥。"《素问·通评虚实论》曰："肥贵人，则高粱之疾也。"《素问·奇病论》曰："此人必数食甘美而多肥也。"这些都说明肥胖的发生与过食肥甘、先天禀赋等多种因素有关。要避免肥胖，应饮食宜清淡，忌肥甘醇酒厚味，多食蔬菜、水果等富含纤维、维生素的食物，适当补充蛋白质，宜低糖、低脂、低盐；养成良好的饮食习惯，忌多食、暴饮暴食，忌食零食；适当参加体育锻炼或体力劳动；必要时有针对性地配合药膳疗法或针灸推拿疗法。

饮食类型、内涵及现有研究观点见表5-3。

表5-3　饮食类型、内涵及现有研究观点

饮食类型	内涵	现有研究观点
低碳水化合物饮食（low-carb diet）	对于低碳水化合物或高碳水化合物的摄入没有一个统一的定义，低于26%则被认为是低摄入量	相比低碳水化合物饮食和高碳水化合物饮食法，那些从碳水化合物中获取50%~55%能量的人死亡风险更低。研究并不推荐过度控制碳水化合物的摄入

续表

饮食类型	内涵	现有研究观点
地中海饮食 （mediterranean diet）	其泛指希腊、西班牙、法国和意大利南部等处于地中海沿岸的南欧各国以蔬菜水果、鱼类、五谷杂粮、豆类和橄榄油为主的饮食风格	人们普遍认为，地中海沿岸国家的人们寿命更长，患癌症和心血管疾病的人数更少
得舒饮食 （DASH diet）	这种方法建议吃蔬菜、水果、全谷物，将每天的钠摄入量控制在2.3 g以下；同时少吃高饱和脂肪类食物、全脂乳制品、含糖饮料等	得舒饮食是公认的最健康的饮食方式之一，现在常以得舒饮食来作为预防和控制高血压的饮食模式
弹性素食饮食法（flexitarian diet）	这种饮食模式是以植物性食物为主体，但是偶尔可以吃肉，弹性素食将蛋白质来源注重于豆类、鸡蛋、奶制品等非肉类蛋白质，同时注重全谷类的摄入	弹性素食饮食法是最佳减重饮食
慧俪轻体饮食 （weight watchers diet）	其于2017年被正式推出，通过智能点数系统，根据性别、体重、身高和年龄等基本信息制订合适的饮食计划	这种饮食模式有持续减肥的效果和对健康的好处
容积式饮食 （volumetrics diet）	强调低热量，但提供足够体积的食物和纯素食（没有肉，没有奶制品）	容积式饮食法可有效预防糖尿病，有助于降低空腹胰岛素水平，预防慢性疾病
体重观察饮食 （weight watcher）	经过多位营养学家给食物营养打分显示，饱和脂肪及糖分的分值高，蛋白质分值低。人们应选择总分值低的食物，并每天监测自己的饮食总分。根本原则是：少油、少糖、少精白淀粉，多蛋白质	体重观察饮食法在减肥作用中应用广泛，对预防糖尿病也有积极效果

续表

饮食类型	内涵	现有研究观点
TLC饮食 （TLC diet）	其由美国国立卫生研究院的国家胆固醇教育计划创建，旨在整体改善代谢状况，减少饱和脂肪酸的摄入。其强调避免吃带皮的鸡肉、黄油和奶酪等，多吃蔬果、无皮鸡肉、鱼类和低脂奶制品	TLC饮食有益于促进心血管健康，用于预防和治疗心脏病
素食饮食法 （vegetarian diet）	不吃肉，在理想情况下，鸡蛋、牛奶等动物蛋白也可弥补肉类缺失	素食饮食法能够减轻体重、预防慢性病，对于预防心血管疾病有一定的功效

1. 会吃

减脂最重要的就是管住嘴，控制饮食，减少热量的摄入，但并非是简单地减轻体重，而是去除体内过多的脂肪。下面介绍几种常见的饮食方式：

◎建议饮食

限制碳水化合物饮食：碳水化合物供能占总热量的40%~55%为宜，以维持机体器官能量代谢，如荞麦面、高粱面、全麦面、玉米、红薯、混合米饭（大米和小米、糙米、黑米等任一组合）等，避免蔗

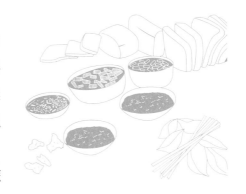

糖、糖果、蜜饯、高纤维蔬菜（菌菇、洋葱、茎叶类蔬菜）、魔芋等。控制食用油（每天15~20 g）及盐（3~4 g，10 mL生抽相当于2 g盐）摄入。

保证蛋白质：蛋白质供能占总热量的20%~30%。简便算法：每天每千克体重1 g为宜。豆类及其制品、奶制品、鸡蛋（每天一个为佳，过食会增加肝脏、肾脏的负担，使胆固醇含量过高）、鱼、精肉（去皮鸡、瘦牛、羊、猪肉）等。

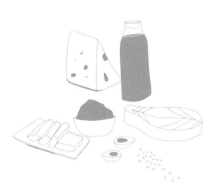

控制脂肪，脂肪供能占总热量的25%~30%。膳食胆固醇的供应量每人每天应低于300 g为宜。避免油煎食品、巧克力等。

注意补充维生素B族、维生素C等，可降低心血管等相关疾病发病率。

提倡戒酒，长期饮酒会影响脂肪代谢，使血浆甘油三酯水平升高。

水果含有丰富的维生素、矿物质和果胶，可以促进胃肠蠕动、润肠排毒，加快人体的新陈代谢，避免身体吸收过多的油

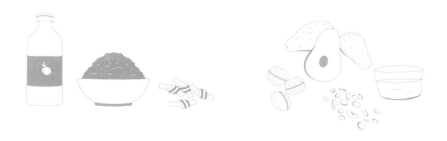

脂，达到控制体重的效果。每天水果量建议控制在200~250 g。

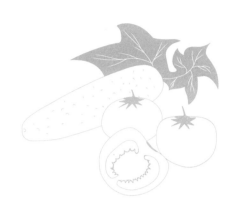

处于饥饿状态时可选择可生食黄瓜、西红柿、苹果（热量不高，通常是减肥女性的首选）、柚子（低热量，可以降低胆固醇、瘦身排毒）、西瓜（利水消肿、富含氨基酸）等含水量较多且对胃肠刺激小的蔬菜和水果，以增强饱腹感。

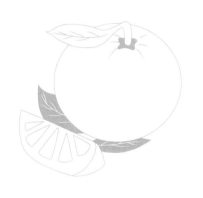

午饭后1小时可选酸味水果，起到降低油脂吸收、帮助消化的作用，如李子（其独特果酸可加速脂肪分解，但应避免空腹食用）、菠萝（菠萝酵素能分解脂肪）、橘子、圣女果、猕猴桃等。

注意不能贪嘴而过量食用水果，一是因为部分水果热量过高，如榴莲、香蕉、荔枝、龙眼等；二是不能过食寒凉水果，否则易伤脾胃，阻碍运化，致痰湿阻滞，如山竹（1~2颗即可）、西瓜（手掌心大小，1~2块即可）等。

饮食节制亦不宜过度，以免摄入过少对身体造成不良损害。每天所吃的食物种类最好在25种以上，量少品种多，食物越杂越好，丰富的膳食纤维可促进肠蠕动，预防便秘，同时要多饮白开水，可促进体内毒素的排泄。

◎茶饮

山楂银菊茶（《养生治病茶疗方》）

材料 ▶ 山楂、银花、菊花各10 g。

做法 ▶ 先将山楂打碎，加银花、菊花共加水煎。

服法 ▶ 每日代茶饮用，可冲至茶淡为止。

功效 ▶ 化痰消脂，清凉降压。

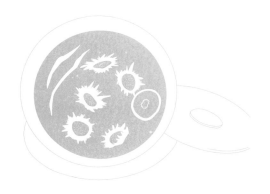

山楂荷叶茶

材料 ▶ 山楂500 g、干荷叶200 g、薏苡仁200 g、陈皮50 g、甘草50 g。

做法 ▶ 以上材料共研细末，分成15包，每日取1包，沸水冲泡，焖浸10分钟。

服法 ▶ 每日代茶饮用，可冲至茶淡为止。

功效 ▶ 消脂清肠，改善肤质。

中药瘦身茶

材料 ▶ 黄芪10 g、白术12 g、党参12 g、荷叶15 g、决明子9 g、花生叶10 g。

做法 ▶ 以上材料共加水煮沸。

服法 ▶ 代茶饮用，每日饮用400 mL。

功效 ▶ 健脾除湿，活络通经。

◎药膳

除了参考上述的饮食，我们还可以通过药膳来调养减脂。痰湿与肥胖的关系最为密切，因机体在饮食不节、嗜食肥甘等多种因素的作用下，脏腑功能失调，导致水湿、痰浊等病理产物壅积体内。因此我们重在化痰祛湿，可选用红豆、生姜、薏苡仁等具有健脾祛湿功效的食材，或香菇、白扁豆、海带、番茄、紫菜等食材制作药膳，有助于降低胆固醇。

薏仁山药粥

材料 ▶ 粳米500 g、薏苡仁50 g、山药50 g、枸杞50 g。

做法 ▶ 薏苡仁提前泡2个小时，与上述其余食材加水煮开，慢火煮1小时即可。

功效 ▶ 降低血压、血脂。

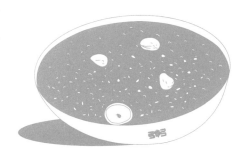

山楂雪梨羹

材料　生山楂30 g，雪梨1个。

做法　上述食材加水适量，置于大火上煮沸后再用小火慢熬30分钟即成。

功效　舒张血管，降血脂。

腐竹煮鲜蘑

材料　腐竹150 g，鲜蘑菇100 g，黄瓜50 g，精盐、味精、花椒粒、植物油各适量。

做法　腐竹切段，鲜蘑菇、黄瓜切片，沸水焯透，捞出过凉装于盘中待用；热油，下花椒粒炸香，捞出，将花椒油浇于盘中菜上，加盐、味精拌匀即成。

功效　补益脾胃，帮助消化，清肺化痰，滋阴润燥。

金针菇灵芝瘦肉汤

材料　灵芝6 g，金针菇100 g，黄豆芽150 g，猪瘦肉200 g，生姜、香油、精盐各适量。

做法　以上食材加入适量水，放入生姜，大火煮开后，以慢火煮1小时，调入香油、精盐即成。

功效　健脾开胃，祛湿除烦，降胆固醇，利尿消肿。

2．会运动

运动减肥是最科学、最绿色的减肥方法，肥胖者通过一定的有氧运动，消耗身体多余的脂肪，促进新陈代谢，达到减肥的目的。

《关于身体活动和久坐行为指南》中建议：①所有成年人，包括有慢性疾病或身有残疾的人，每周至少应保持150~300分钟中等强度的有氧运动，或75~150分钟

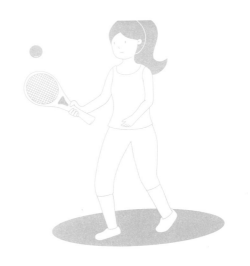

的高强度有氧运动，同时每周2天进行阻抗训练。②儿童和青少年平均每天应进行中高强度的体育运动60分钟，且每周至少3天进行高强度的有氧运动。③鼓励妇女在整个怀孕期间和分娩后保持经

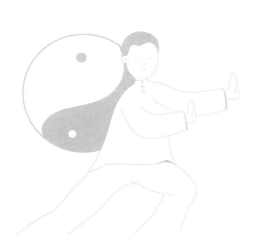

常的身体活动。④建议老年人（≥65岁）增加强调平衡和协调以及强化肌肉的活动，以帮助防止跌倒和改善健康。

相关研究发现，我国传统功法太极拳作为中等强度的有氧运动，对不同年龄阶段的人都有益处，

可以明显改善高脂血症患者的血脂水平。因此推荐大家进行太极拳锻炼以修身养性，每周锻炼5天，每天50分钟（准备活动10分钟，太极拳锻炼30分钟，整理活动10分钟）。

3．会保健

中医外治疗法独具特色，通过针、灸、拔罐、推拿等治疗肥胖症疗效显著，且无任何副作用，深受大众喜爱与推崇。中医认为患者肥胖的产生主要与脾、胃、肾、三焦功能失调有关，因而外治疗法主要以脾、胃、肾经和任脉腧穴为主。

◎耳穴

取穴：内分泌、脾、胃、三焦、大肠、跟饥饿有密切关系的穴位、内生殖器7个穴位。

操作：单侧耳穴贴压王不留行籽，每周与对侧耳朵交替。餐前30分钟及睡前自行按压，每日4次，每次5分钟。

功效：调理脾胃失调，降低体脂量，改善脂代谢异常。

优势：简便易行，痛苦小，安全可靠。

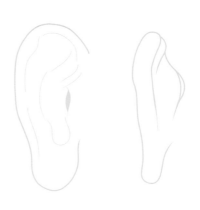

◎推拿

操作方法：站位、坐位或卧位均可，左掌叠按于右手指之上，置于腹部，双手同时在腹部作顺时针方向的缓慢摩腹动作。循环一周为一拍，可做四个八拍，或次数不限，多多益善。

功效主治：健脾宽中，消食导滞，促进胃肠蠕动和血液循环，消除、运化皮下脂肪。

注意事项：直接置于腹部皮肤上摩之效果更佳。用于饭后助消化，可边散步边摩腹，可以随时自行操作。

◎穴位敷贴

取穴：中脘、天枢、水道、腹结、足三里。

操作：采用专用的穴位敷贴，每次敷贴12~18小时。

功效：用药物刺激经络穴位，调理脏腑。

优势：简便无痛，减少就诊次数。

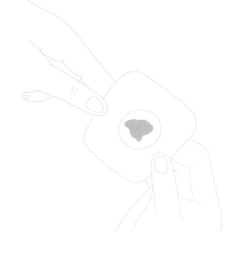

◎拔罐

取穴及操作：闪罐，以神阙穴为中心，围绕脐部做顺逆时针方向操作；走罐，按腹部脾、胃、胆、肾经以及任脉和带脉的经络走向走罐；留罐，最后在大横穴、腹哀穴、天枢穴、水道穴、中脘穴、关元穴、带脉穴位留罐。

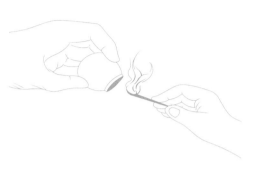

功效：对体表腧穴产生刺激，提高新陈代谢水平。

◎穴位埋线

取穴：中脘、带脉、天枢、大横、水分、三阴交、气海、关元、外陵、滑肉门、脾俞、胃俞、大肠俞、足三里、丰隆。

操作：简易埋线法，每次取5个穴位，15天治疗1次。

功效：激发经气，调节体内异常脂质代谢。

优势：刺激性强，疗效持久。

◎温针灸

取穴：肾俞、脾俞、中脘、阴陵泉、命门、关元、三阴交、飞扬、太溪、丰隆、太白和中极（腰腹部穴位采用温针灸）。

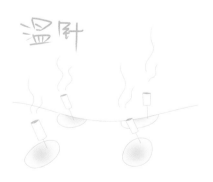

功效：益气健脾，利水祛痰。

参 考 文 献

［1］中华医学会，中华医学会杂志社，中华医学会全科医学分会，等.肥胖症基层诊疗指南（实践版·2019）［J］.中华全科医师杂志，2020，19（2）：102-107.

［2］Mahamid M，Smamamrah M，Abu-Elhija O，et al. Inadequate dentification of fatty liver disease，obesity，and metabolic syndrome by family physicians［J］. Journal of Hepatology，2017，66（1）：S411.

［3］Jordan J，Toplak H，Grassi G，et al. Joint statement of the European Association for the Study of Obesity and the European Society of Hypertension：Obesity and heart failure［J］. Journal of Hypertension，2016，34（9）：1678-1688.

［4］周仲瑛.中医内科学［M］.第2版.北京：中国中医药出版社，2011.

［5］Seidelmann SB，Claggett B，Cheng S，et al. Dietary carbohydrate intake and mortality：a prospective cohort study and meta-analysis. Lancet Public Health. 2018，3（9）：e419-e428.

［6］Mancini JG，Filion KB，Atallah R，et al. Systematic Review of the Mediterranean Diet for Long-Term Weight Loss. Am J Med. 2016，129（4）：407-415.

［7］金泉.得舒饮食：一种最佳的饮食方式［J］.江苏卫生保健，2016（11）：34-35.

［8］U. S. News Staff. U. S. News Best Diets：How We Rated 39 Eating Plans［EB/OL］.［2021-01-04］. https//health. usnews. com/wellness/food/articles/how-us-news-ranks-best-diets，.

［9］许艳华.2018最佳饮食吃法排名［J］.烹调知识，2018（08）：74-76.

［10］吴翠珍.营养与食疗学［M］.北京：中国中医药出版社，2005.

［11］佚名.多吃鸡蛋有哪些危害?［J］.求医问药，2013（9）.

［12］佚名.水果瘦身，吃对是关键［J］.人生与伴侣月刊，2016.

［13］佚名.几种减肥水果的热量排行榜［J］.医药保健杂志，2008（8）：25-25.

［14］古木子.低热量水果——西柚［J］.绿色中国，2008（04）：19–21.

［15］施汉萍.高血压患者的饮食治疗［J］.基层医学论坛，2008，12（2）：89–89.

［16］邢湘臣."减肥药茶"补述［J］.东方药膳，2007（12）：17–18.

［17］曹淑芬.冬季饮用瘦身山楂茶可减轻肠胃负担［J］.家庭中医药，2019，026（2）：51.

［18］魏联杰，陈欣，叶森，等.中药瘦身茶应用于单纯性肥胖病（脾虚湿阻型）的效果探讨［J］.中国医疗美容，2020，10（9），119–122.

［19］上官晓华.中医食疗对痰湿体质高脂血症血脂和体质改变的影响［J］.中国民族民间医药，2018，27（10）：74–75.

［20］麻静.药膳粥辅助治疗老年高血压和高血脂［J］.中西医结合心血管病电子杂志，2018，6（15）：75–76.

［21］孙晓生.要降脂先从吃下手［J］.中医健康养生，2015（8）：40–41.

［22］宁在兰.减肥药膳摆上桌［J］.东方药膳，2007，（8）：15.

［23］丁忠，杨涛.太极拳运动对高脂血症患者血脂及脂蛋白代谢的影响［J］.中国临床康复，2006，10（47）：172–173.

［24］李妍，郝松莉，张春兰，等.耳穴压籽治疗青春期超重/肥胖多囊卵巢综合征临床观察［J］.现代中西医结合杂志，2018，27（35）：3877–3879.

［25］严隽陶.推拿学：供针灸推拿学专业用［M］.北京：中国中医药出版社，2009.

［26］张毅明，张一峰，薛岚，等.穴位敷贴治疗单纯性肥胖26例［J］.上海针灸杂志，2011，30（01）：68–68.

［27］周建平，陈芙蓉，钱学群，等.腹部循经拔罐在中心性肥胖患者中的应用［J］.中华现代护理杂志，2021，27（6）：788–791.

［28］陆寿康.刺法灸法学［M］.北京：中国中医药出版社，2003.

［29］林深，吴贤冰，刘燕娜，等.温针灸联合穴位埋线治疗脾肾阳虚型肥胖的临床研究［J］.针灸临床杂志，2018，34（5）：5–9.

第六章

06

痛风前期的保健

一、何为痛风前期

痛风前期是指个体血尿酸超过正常值，波动在360~420 μmol/L之间，但无血尿酸升高造成的特有症状，如痛风性关节炎、痛风结石及痛风性肾脏病变的一段时期。临床上5%~15%的高尿酸血症患者会发展为痛风。痛风前期者主要见于40~60岁成年男性，也有

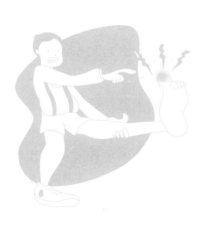

些男性患者会在青春期发生此种病状，且可能有痛风家族史；女性则常见于绝经期后。那么何为痛风？痛风是由于嘌呤代谢紊乱

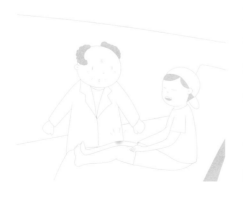

或尿酸排泄较少引起的一种晶体性关节炎，临床表现为尿酸盐结晶沉积所致的特征性急性关节炎，随着疾病的发展还可以出现痛风石、慢性痛风性关节炎等病症，疾病还可累及肾脏发生痛风性肾炎、泌尿系结

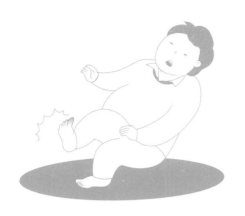

石等，伴有大量痛风石形成的患者还可导致严重的骨质破坏并致残。临床上一般可将痛风分为四个时期，包括无症状的高尿酸血症、急性痛风性关节炎、痛风发作间歇期和慢性痛风性关节炎。在第二期至第四期有可能发生肾结石。痛风前期与无症状的高尿酸血症期相类似，很少引起大家的重视。无症状型高尿酸血症期指的是尿酸值虽然很高，但是没有痛风的阶段，可能终身都会存在，但也可能会转变成急性痛风性关节炎或肾结石。临床上大多数无症状高尿酸血症患者会先发生痛风症状，再转为其他情形。其中10%~40%的患者在第一次痛风发作前有过一次或数次肾绞痛发作史，也可能导致肾功能损害，如蛋白尿、血尿、显微镜下红细胞尿。但诊断痛风应有尿酸盐沉积和组织炎症反应，而不仅有高尿酸血症和肾结石。即使尿酸值超过标准值420 μmol/L，也不一定会立即引发痛风或尿路结石等疾病。很多人平时不体检，未做实时检查，不了解自己的尿酸值，只有出现急性关节炎的症状后才得知自己患有高尿酸血症，也有大部分患者可能终身患有高

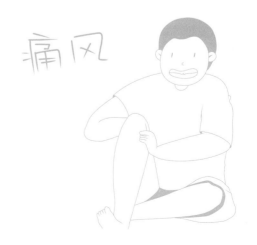

痛风

尿酸血症，仅小部分发生临床痛风。综上，痛风前期的患者血清中的尿酸浓度会增高，但并未出现关节炎、痛风石或尿酸结石等病症。

2015年美国风湿病学会（ACR）痛风诊断量化赋分建议见表6-1。

表6-1　2015年美国风湿病学会（ACR）痛风诊断量化赋分建议

	标准	分类	得分
临床表现	受累关节部位和数目	踝关节/足中段（单关节或寡关节）	1
		第一跖趾关节（单关节或寡关节）	2
	特异性症状数目（个）（红肿、明显疼痛、活动受限）	1个	1
		2个	2
		3个	3
	典型发作次数（符合2~3条为典型发作：①疼痛达峰时间<24小时；②症状缓解时间<14天；③间歇期）	单次典型发作	1
		多次典型发作	2
	痛风石	有	4
实验室指标	血尿酸水平（未使用降尿酸药物；急性发作4周后；任意时间的最高值）	360~479 µmol/L	2
		480~599 µmol/L	3
		≥600 µmol/L	4
影像学	超声或双能CT发现尿酸盐沉积	有	4
	X线示痛风骨侵蚀表现	有	4

注：参考痛风诊断标准，总分<8分可诊断为痛风前期。

二、如何阻止痛风前期发展

1. 会吃

（1）饮食适宜。

（2）痛风饮食治疗总体原则为"三低一多"。三低：低嘌呤、低热量、低脂饮食；一多：多喝水（高水分饮食）。

◎ 宜吃食物

宜吃食物见表6-1。

表6-1　宜吃食物

宜吃食物	理由	建议
水	可以稀释血中尿酸浓度，增加尿量，促进尿酸排泄以及避免尿路结石形成	每天多喝水（白开水、淡茶水、矿泉水、汽水、果汁等为宜，不是"老火靓汤"，也不是可乐、奶茶），维持每日尿量2 000~3 000 mL
蔬菜、低糖水果	增加碳水化合物摄入，有利于降低血液和尿液酸度；有利于增加尿酸的排出量	蔬菜每天500 g以上 水果每天250 g以上 建议选择含果糖量较低的水果，如青梅、青瓜、椰子水、草莓、樱桃、桃子、李子、橄榄等。 建议痛风患者少吃苹果、无花果、橙子、荔枝、柿子、桂圆、香蕉、杨梅、石榴等果糖含量较高的水果

续表

宜吃食物	理由	建议
牛奶和乳制品	促进尿酸排泄	每天300 mL，脱脂奶和低热量酸奶尤宜
茶	茶有类似咖啡的降尿酸机制，但其中也有升高血尿酸的成分，二者作用相互抵消，饮茶对血尿酸水平无显著影响	可根据自己的喜好选择是否饮茶
其他膳食补充剂和维生素（维生素C）	促进尿酸排泄和抑制尿酸，降低血尿酸	平均剂量为每天500 mg（成人每日摄入量不应超过2 000 mg）

◎ 忌吃食物

在中医诊断中，痛风急性期属中医热痹范畴，是由饮食不节、嗜食肥甘厚腻之品、损伤脾胃、脾失健运、湿浊内生、郁久成湿热流注肌肉关节、气血不通、瘀血凝滞、痹阻经络而致，故而通过减少外源性嘌呤摄入，减少血尿酸增加，可降低痛风发生的风险或减少急性发作的次数。忌吃食物见表6-2。

表6-2 忌吃食物

忌吃食物	理由	建议
动物内脏、奶、豆制品、肉类	高嘌呤食物会加重尿酸代谢紊乱	当痛风患者处于缓解期或高尿酸血症状态时，红肉摄取量控制在一天50 g以内，但可以适量吃一些去皮的白肉，在痛风急性发作期，不建议食用
海鲜类食物	高嘌呤食物	在痛风缓解期，可以少量吃金枪鱼、鲈鱼等鱼类，小龙虾、河虾、大闸蟹（除了蟹黄）等高嘌呤食物，在痛风急性发作期不建议食用

续表

忌吃食物	理由	建议
酒	酒精容易使体内乳酸堆积，对尿酸排出有抑制作用，从而增加痛风发作的风险	限制饮酒，避免酗酒。嘌呤含量具体排序：陈年黄酒＞啤酒＞普通黄酒＞白酒＞红酒

以下按病情介绍几道药膳。

◎ 按病情分期

见表6-3。

表6-3　按病情分期

分期	症状	处方	做法
急性发作期（湿热为主）	发热、头痛、关节明显红肿、胀痛，伴饮食减少，大便不通	苡仁丝瓜粥：薏苡仁50 g、薄荷10 g、豆豉50 g、丝瓜100 g、食盐少量	将丝瓜去皮洗净后切成块。薄荷、豆豉冲洗净，放入锅内，加水1 500 mL，沸后用文火煎约10分钟，去渣滤汁待用。薏苡仁洗净后与丝瓜一同放入锅内，注入薄荷、豆豉汁，置火上煮至薏苡仁熟烂。食时可酌加食盐调味
缓解期（脾虚、肾虚为主）	平时多无明显症状，但时有关节疼痛发作	芹菜炒木耳百合：芹菜200 g，木耳20 g，鲜百合30 g，枸杞3 g，香油、盐、醋适量	将芹菜洗干净后取茎切段；木耳用温水泡发后去掉尾部的蒂，洗净后撕成小片；鲜百合掰开后洗干净备用；枸杞洗干净后用冷水泡软。在煮锅中加入适量的清水，大火煮开后，将芹菜在沸水中焯30秒钟后取出；木耳在沸水中焯1分钟取出；鲜百合在沸水中焯30秒钟取出。将芹菜、木耳、百合和枸杞一起放入大碗，倒入香油、盐、醋调味，拌均匀即可食用

◎ 按证型分类

见表6-4。

表6-4　按证型分类

证型	症状	处方	做法
湿热蕴结型	肢体小关节反复出现红、肿、热、痛，局部得凉则舒。难以下床活动，不思饮食，伴发热口渴，但不想多饮，心烦，尿黄	防风赤豆薏米粥：防风20 g、赤小豆50 g、薏仁米50 g	洗净食材后放入瓦锅内，加水适量，熬粥服用
痰瘀痹阻型	关节肌肉刺痛，肿胀畸形，肢体僵硬、麻木，可有硬结凸起，局部肤色紫暗，肌肤干燥	桃花粳米粥：桃仁30 g、玫瑰花15 g、粳米100 g	将桃仁碾碎后加水研磨，去渣后加入粳米，加适量水后加入玫瑰花煮熟服用
痰浊阻滞型	肢体困重乏力，关节泛肿，局部酸麻，或硬结凸起而不红。常伴有头目晕眩，胸脘痞闷，面浮肢肿。舌胖，苔白腻或厚，脉弦滑或缓	茯苓山药薏仁粥：土茯苓20 g、山药30 g、薏苡仁50 g	食材洗净后，放入瓦锅内加水适量熬粥分次服用
肝肾阴虚型	腰酸胁痛，关节疼痛，昼轻夜重，肢体屈伸不利，局部关节变形，肌肤麻木，行走艰难，头晕耳鸣，形体消瘦，面颊发红，舌红少苔，脉细数	牛膝地黄粳米粥：怀牛膝15 g、熟地15 g、粳米100 g	将原料洗净，一同放入锅中，加清水煮粥

2．会运动

　　有相关文献显示，痛风患者在进行药物治疗的同时可以配以饮食控制、运动等疗法，疗效显著。痛风患者的运动应以增加肌力为主，运动时注意不要增加关节的压力，如应避免蹲、走陡坡、下阶梯、瑜伽等运动，以步行、踩固定式脚踏车、温水游泳最为合适。运动强度必须适中，避免剧烈运动。运动期间或运动后应适量饮水，促进尿酸排泄，可以避免运动引起水分丢失和酸性代谢产物增加从而导致尿酸晶体沉积和急性痛风性关节炎发作。50岁左右的患者，以运动后轻微出汗为宜，每周运动3~5天，每次约30分钟最佳。但急性发作期的患者应采取卧床休息、适当抬高患肢、冷敷等措施，缓解72小时后才能让患者逐渐恢复活动。总之痛风急性期以休息为主，有利于炎症消退。

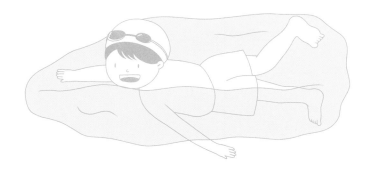

3．会保健

　　◎针刺疗法

　　取曲池穴、足三里、大椎穴、阴陵穴等穴位进行针刺治疗，在实施捻转补泻后留针0.5个小时，也可根据患者的病情适当延长留针的时间，但不可超过50分钟。在痛风急性发作期间，多选用五腧穴，尤其是荥穴、腧穴和合穴以及肝经、阳经选穴泻热治疗，效果更佳。

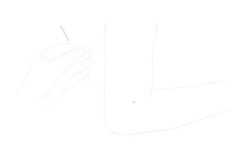

◎温针灸疗法

主穴：曲池、合谷、梁丘、阴陵泉、足三里、三阴交、太溪、阿是穴（均患侧）。

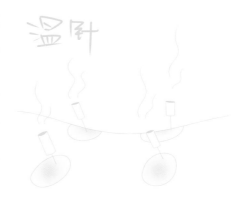

配穴：第1环趾关节肿痛者加隐白、太冲；踝关节肿痛者加绝骨、昆仑、商丘；膝关节肿痛者加血海、犊鼻、阳陵泉；肘关节肿痛者加少海、尺泽、手三里；腕关节肿痛者加阳池、外关、阳溪。

操作方法：患者取仰卧位，病变局部皮肤常规消毒，用0.25 mm×40 mm毫针快速进针，直刺上述诸穴；阴陵泉、足三里、三阴交、太溪用捻转补法；曲池、合谷、梁丘用捻转泻法。均使其针感传导，同时用毫针围刺局部阿是穴，针尖刺向病变中心，以泻法为主。以上诸穴得气后于足三里、阴陵泉、三阴交处施灸。

艾灸：选艾条一段（直径1.5 cm，长2.0 cm）套于针尾，距皮肤2.0 cm，点燃艾条下端，每次每穴用2小段艾条温灸。

上述治疗每日1次，留针30分钟，6天为1疗程。

◎ 穴位贴敷疗法

药物主要包括：生黄柏、忍冬藤、土茯苓、生大黄、怀牛膝等。研磨成粉后，加适量赋型剂制成糊状，敷于患者疼痛关节处或穴位处，达到通经活络、清热解毒、活血化瘀、消肿止痛的目的。敷药的面积应大于患处且保持一定的湿度。连续治疗10天，每日1次，皮肤易过敏者慎用。同时嘱患者应少盐少油，每天合理摄入脂肪及蛋白质含量；保持衣物及被褥的清洁及干爽，防止风邪入侵。对疼痛感较重的患者可采用转移注意力的方式，多与患者沟通，缓解疼痛，提高其治疗依从性等。

◎ 推拿疗法

（1）揉按中脘：患者仰卧位，医者立于患者身侧，以中脘穴为中心，用中指或食指、中指、无名指顺时针轻揉中脘5分钟。

（2）双掌叠加运腹：患者仰卧位，以脐为中心，用双手掌叠加运腹，深度以达腹膜为度，顺时针揉5分钟。

（3）推按三经：患者仰卧位，双手并排置于腹部，沿肾经、

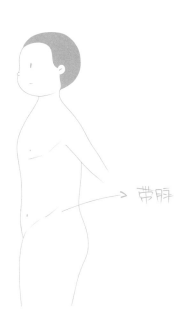

带脉

胃经、脾经循行部位，由外及内、由内及外推按三经，自上而下反复操作5分钟。

（4）颤脾区：用掌根在右侧肋弓下做快频率、短时间颤法，用力宜稍重，时间为5分钟。

（5）环揉带脉法：患者仰卧位，双手虎口相对，全掌置于两侧的侧腹部，相对用力向中间弧形归挤，至腹中线时交叉向上夹起腹部肌肉，反复操作3~5分钟。

（6）点穴法：以食指点按章门、梁门、中脘、天枢、大横等穴，穴下应指搏动为佳，每穴半分钟。

◎刮痧疗法

（1）选穴刮痧：采用牛角或砭石材质制成的刮痧板；刮痧油选用具有活血通经功效的自制活络油。刮痧部位采用线（经脉）、点（穴位或疼痛部位）相结合的方式，选取背部的督脉、两侧膀胱经进行刮痧，同时

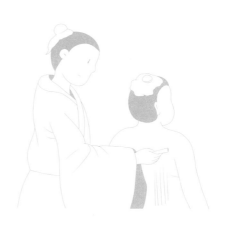

在大椎、风门、胃俞、膈俞、气海、阴陵泉、阳陵泉、三阴交及疼痛部位（阿是穴）进行着重点刮。刮痧顺序依次为：背部、腰部、肘外侧、小腿内侧、小腿外侧、疼痛部位。刮痧部位注意保暖。每个部位根据患者体质刮拭10~20板，以局部皮肤出现充血或微微出痧为宜。如果刮痧部位出现明显痧点或痧斑时则需在痧退后再进行第二次刮拭。嘱患者保持情绪安定，饮食宜清淡，忌食

生冷油腻之物。每周2次，3~5次为1个疗程。

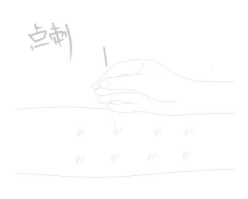

（2）点刺放血：通过放血疗法能有效改善周围血液代谢，提高周围酪氨酸水平，从而促进体内儿茶酚胺递质浓度升高，起到抗炎镇痛的效果，也可抑制机体代谢，减轻红肿热痛症状，同时还能促进尿酸的代谢。在操作前选取出痧点及疼痛部位（阿是穴）进行点刺放血。先用75%的酒精消毒后采用三棱针或皮肤针在疼痛部位或大椎、膈俞、三阴交等穴点刺出血，再配合火罐或抽气罐吸拨以助瘀血排出。

◎中药熏蒸足浴疗法

中药足浴方组成：黄柏20 g、苍术15 g、虎杖15 g、独活20 g、羌活15 g、当归尾15 g、赤芍15 g、红花10 g、鸡血藤10 g、芒硝15 g。

使用方法：上药加水1 500 mL，浸泡半小时后用武火煮沸，转

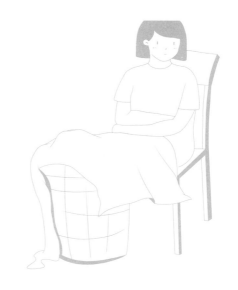

文火煎30分钟；煎煮两次，共取汁2 000 mL，将汁水装于专用木桶内，协助患者取舒适坐位，将双足置于桶内脚架上，并根据患者的耐受程度调整环形脚架的高度，然后用大毛毯包裹木桶和患者的双下肢，尽量减少蒸气散失。先行足部熏蒸，待药液温度适宜（41~44℃）则进行足浴，达到疏通腠理、祛风除湿、清热解毒之功效。足浴结束后擦干双足保暖，并抬高患肢。足浴护理时间以下午或晚间为宜，可助疼痛缓解和睡眠改善。每日1次，每次30分钟。一般10天为一疗程。

参 考 文 献

［1］胡晖. 如何加强对痛风前期人群的健康指导［J］. 中国民族民间医药，2011，20（18）：130.

［2］中华医学会风湿病学分会原发性痛风诊断和治疗指南［J］. 中华风湿病病学杂志，2011，15（6）：410-413.

［3］李芳菲. 痛风患者饮食指南［J］. 家庭科技，2018（2）：36-37.

［4］国家卫生健康委员会. 高尿酸血症与痛风患者的膳食指导标准［J］. 健康指南，2019（12）：40-41.

［5］沈宁. 饮酒与痛风发作风险相关性的Meta分析［D］. 浙江大学，2016.

［6］杨雷，王丹丹，马莉，等. 运动移动终端对急性痛风性关节炎患者行延续性护理的干预策略［J］. 长春中医药大学学报，2019，35（4）.

［7］伍艳玲，龙利. 中医辨证药膳粥干预慢性痛风的疗效观察［J］. 医学食疗与健康，2020，18（23）：19-20+25.

［8］叶小琴，李启燕. 饮食护理配合运动疗法在痛风治疗过程中的效果观察［J］. 中国疗养医学，2017，26（7）：707-709.

［9］孙岩. 对高原地区的高尿酸血症和痛风患者进行运动饮食调控的效果探析［J］. 当代医药论丛，2019，17（8）：57-58.

［10］刘俊. 用针灸疗法治疗痛风性关节炎的临床效果分析［J］. 当代医药论

丛，2015，13（19）：29–30.

[11] 王焱平，张钦昌，王振焕. 以循经取五腧穴为主针刺联合西药治疗足部痛风性关节炎70例［J］. 中医研究，2019，32（1）：58–61.

[12] 李兆文，林石明. 针灸治疗痛风性关节炎的临床进展［J］. 中国针灸，2001，21（7）：443–445.

[13] 宗静杰，高宇，王淑颖，等. 温针灸治疗急性痛风性关节炎20例［J］. 四川中医，2011，29（3）：115–117.

[14] 丁杰. 穴位贴敷联合中医护理在治疗痛风患者中的临床疗效分析［J］. 临床医药文献电子杂志，2019，6（3）：125.

[15] 刘鹏，齐兆双，张燕. 运脾化浊推拿法治疗中老年痛风的临床疗效［J］. 中国老年学杂志，2014，34（14）：38–40.

[16] 陈蕙恬. 刮痧加放痧在痛风急性发作期的临床应用［J］. 中医外治杂志，2017，26（1）：26–27.

[17] 朱英，朱青青，詹广生. 刺血结合药线对急性痛风性关节大鼠血清代谢组学的影响［J］. 辽宁中医杂志，2019，46（1）：190–196+226.

[18] 张艳红. 中药足浴改善痛风性关节炎患者的疗效观察［J］. 医药前沿，2014，1（1）：361–362.

第七章

脂肪肝倾向的保健

一、何为脂肪肝倾向

脂肪肝倾向就是指患者已经有了患脂肪肝的趋势，但是还没有患上脂肪肝，也就是说肝脏上面存在脂肪变性，进行影像学检查提示有一定的异常，但是还没有达到脂肪肝的诊断标准。这些人还没有出现脂肪肝的明显症状，如果这个时候在饮食上或者生活上进行调养，基本是可以恢复正常状态的。

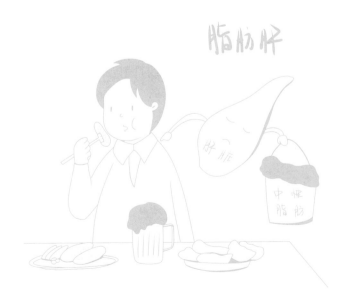

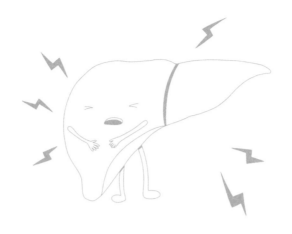

　　正常人肝组织中含有少量的脂肪，如甘油三酯、磷脂、糖脂和胆固醇等，其重量为肝重量的3%~5%，如果肝内脂肪蓄积太多，超过肝重量的5%，或在组织学上肝细胞50%以上有脂肪变性时，就可称为脂肪肝。当肝脏的脂肪沉积在5%~10%就是轻度脂肪肝，在10%~25%就是中度脂肪肝，超过了25%就是重度脂肪肝。脂肪肝是有明确的定义的，当身体肝脏的脂肪沉积超过了5%，就可以诊断为脂肪肝。脂肪肝倾向就是肝脏的脂肪沉积已经接近5%，通常是B超检查时的一种描述，一般是根据B超影像学的观察，考虑有轻度脂肪肝的可能或者存在这种倾向。脂肪肝是多种原因所导致的肝细胞内脂肪过度堆积而出现的一种病变，主要是由于平时营养过剩所导致的，是一种良性病变，也可能由于过度肥胖，长期吸烟、喝酒，不注意运动，并且长期大量吃高脂肪、高热量的食物所引起。全球范围内将近30%的人患有不同程度的脂肪肝，已经成为仅次于肝炎的又一大类肝病，严重影响着人们的生活质量和健康安全。而对于这种脂肪肝倾向，并不需要特殊治疗，主要是通过调整饮食结构，改善生活方式来控制。脂肪肝倾向是脂肪肝的前兆，虽然目前还没有发展成脂肪肝，但是这种情况还是要引起重视，如果任由其发展，很容易出现脂肪肝。如果脂肪肝没有得到积极的、及时的、有效的治疗，则可能出现脂肪性肝炎，还可发生脂肪性肝硬化，部分病例甚至进展为肝癌。

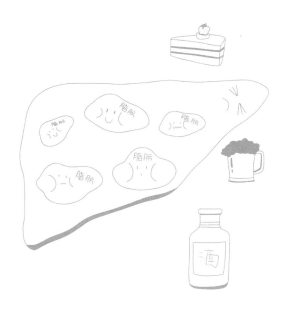

以下为非酒精性脂肪肝总体临床诊断标准（见表7-1）：

表7-1 非酒精性脂肪肝总体临床诊断标准

无饮酒史或饮酒折合乙醇量每周＜140 g（男），＜70 g（女），换算公式：饮酒量（mL）×酒精含量（%）×0.8
除病毒性肝炎、药物性肝病、全胃肠外营养等可导致脂肪肝的特定疾病
除原发病临床表现外，可出现乏力、腹胀、肝区隐痛等症状，可伴肝脾肿大
可有超重、内脏性肥胖、高血糖、高血压、高血脂等代谢综合征相关症状

续表

血清转氨酶可升高，并以ALT增加为主，常伴有 γ–GT等水平增高
肝脏影像学符合弥漫性脂肪肝影像学的诊断标准
肝脏组织学改变符合脂肪性肝病的病理学诊断标准

　　参考非酒精性脂肪肝总体临床诊断标准，具备以上1~5项（<5项）且肝脏影像学考虑有轻度脂肪肝或正常、肝脏组织学正常可诊断为脂肪肝倾向。

二、如何阻止脂肪肝倾向

1．会吃

　　戒烟限酒，心情开朗，合理膳食，有粗有细、不甜不咸。早餐注意吃饱，中餐可适当丰盛，晚餐需要严格控制。每天摄入500 g蔬菜和水果（弱碱）。

　　饮食应以清淡为主，严格控制热量摄取，适量饮白开水，促进身体代谢及废物、杂质排出。

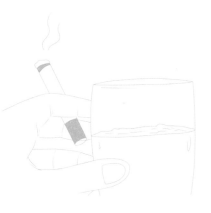

◎宜吃食物

见表7-2。

表7-2　宜吃食物

宜吃食物	理由	建议
大米	大米中的蛋白质对肝脏具有保护作用	每日可以摄入适量大米，尤其是糙米、黑米、红曲米等
适宜蔬菜	黄瓜中含有的细纤维成分有促进肠道毒素排泄和降胆固醇的作用，其含有的丙醇二酸还可以抑制糖类物质转化为脂肪	每日可以摄入适量黄瓜、西红柿、萝卜、海带等。
	西红柿含有丰富的胡萝卜素，维生素A、维生素B_2、维生素C，不仅具有健脾消食、清热解毒、凉血平肝等功效，而且还可降低血液中胆固醇含量	
	萝卜中的芥子油和膳食纤维可促进胃肠蠕动，有助于胆汁分泌、脂肪的代谢及体内废物的排出	
	荠菜含维生素B、维生素C、胡萝卜素、烟酸、膳食纤维及无机盐，不仅可以降低胆固醇和甘油三酯的含量，而且有促进新陈代谢、止血的功效	
	海带含丰富的牛磺酸、膳食纤维、褐藻酸，可在一定程度上抑制胆固醇的吸收，促进其排泄，从而降低血液中的胆固醇含量	
	百合中不仅含多种氨基酸及去脂的抗氧化成分，而且其含有的去甲秋水仙碱还可有效防止脂肪肝性肝炎向肝纤维化、肝硬化进展	
	蘑菇、香菇、黑木耳、银耳等真菌类蔬菜属于高蛋白、高维生素、低脂、低糖、低盐、低热量食物，不仅有助于受损肝细胞的修复与再生，而且还可起到降脂的作用，所以脂肪肝患者还可以多吃些真菌类蔬菜	

续表

宜吃食物	理由	建议
适宜水果	苹果富含苹果酸、枸橼酸、维生素、纤维素等多种营养物质，适当食用后有降脂、减肥的功效	水果均含有一定的糖分，长期、过多进食可诱发血糖、血脂升高，这对脂肪肝的治疗是十分不利的，所以脂肪肝患者食用水果一定要适时、适量
	山楂含有解脂酶，不仅有利于脂类食物的消化、分解及代谢，而且还可降低血液中的甘油三酯与胆固醇	
	葡萄提取物中含有一种降低胆固醇的天然物质"白藜芦醇"，食用后不仅可降低胆固醇，而且还能抑制血小板聚集	
	新鲜的柑橘中含多种氨基酸、维生素，不仅有助于人体的新陈代谢，而且还可有效提高肝脏解毒能力，促进脂肪代谢	
	鸭梨不仅富含多种氨基酸、维生素、矿物质、有机酸等营养成分，而且含糖量也相对比较低，食用后不仅有助于胃肠消化，而且还可降低血脂	
	猕猴桃中所含的纤维有1/3是果胶（特别是皮和果肉接触部分），食用后可有效降低血中胆固醇浓度	

◎忌吃食物

见表7-3。

表7-3　忌吃食物

忌吃食物	理由	建议
高蛋白食物（牛肉、对虾、海参、乌鸡、羊肝等）	大量进食高蛋白食物会使血氨升高，肝脏无力将血氨迅速转变为尿素时就易诱发肝昏迷等中毒反应，这对脂肪肝的恢复是极为不利的	少量食用或不食用

续表

忌吃食物	理由	建议
高脂肪、高胆固醇食物（肥肉、鱿鱼、动物肝脏、蛋黄、猪蹄等）	这类食物会加重肝脏脂肪化的程度，对脂肪肝病情的稳定、治疗及恢复也都是无益的	少量食用或不食用
含糖量较高的食物（如蔗糖、果糖、葡萄糖、果酱、冰淇淋以及甜点等）	此类食物需要在肝脏内进行代谢，而此类患者肝脏功能较弱，不仅不能被机体充分吸收、利用，而且还易转变为脂肪，沉积于肝内或皮下组织，这对脂肪肝的治疗及保健都是较为不利的	少量食用或不食用
过于油腻、辛辣、刺激性的饮食	脂肪肝患者消化功能多较弱，过于油腻的食物不仅不易消化，而且还易诱发一系列不适症状，这对脂肪肝病情的稳定及恢复也是较为不利的 此类患者体质多属湿热内盛型，而辛辣、刺激热性食物可助湿热，对病情也较为不利	食物不宜采用煎、炸的方法烹调，应尽量采用蒸、煮、炖、烩、凉拌的方法烹调 应避免食用辣椒、韭菜、羊肉、胡椒等辛辣、刺激性食物

2．会运动

（1）每天至少运动30分钟，每周不少于4次。

（2）宜进行中等量有氧运动，如走路、上下楼梯、慢跑、跳舞、蹬自行车、打太极拳等。

最好的运动是步行，诀窍为"三、五、七"，即：3 km/30 min，5次/周，心跳+年龄=170；或者每天高强度有氧运动

20分钟，每周3次，同时做8~10组阻抗训练，每周2次。

（3）避免久坐少动。

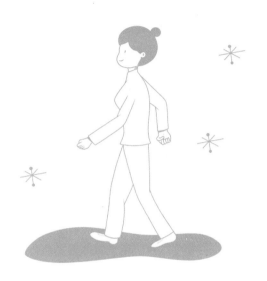

3．会保健

◎针刺疗法

取穴：肾俞、关元、太溪、三阴交、复溜、内关、足三里、合谷、丰隆、太冲。

操作方法：穴位常规消毒，使用规格为0.30 mm×40 mm的毫针，直刺进针。肾俞、关元、复溜、内关、足三里用提插补法；太溪、三阴交、合谷、丰隆、太冲用提插泻法。每次留针30分钟，每周治疗3次。

◎电针结合艾灸疗法

取穴：主穴取中脘、章门、天枢、水道、足三里、丰隆、三阴交、太冲、足临泣。

操作方法：每次取上述穴位，均双侧，以1.5~2.5寸毫针刺入，针刺得气后，先采用补虚泻实的手法施治，后用电针仪采用脉冲电流留针30分钟，再行艾条灸关元穴15分钟；每日1次，15次为1疗程，共治疗2疗程。脾虚者加公孙、商丘，用补法；肝肾亏虚者加太溪、照海、复溜，用补法；血瘀者加血海、地机，用泻法。

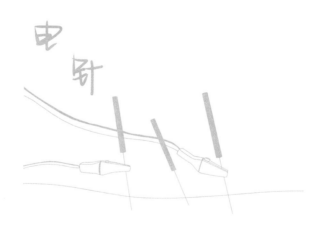

◎耳穴疗法

取穴：穴神门、胃、大肠、肝、胆、脾、肾、内分泌、皮质下等，耳穴压豆。

操作方法：用王不留行籽敷贴。4次/天，三餐及睡前各1次，每次敷贴单侧耳穴，每周交替敷贴1次，疗程1年。

◎穴位埋线疗法

取穴：中脘、气海、天枢（双）、脾俞（双）。

操作方法：患者取仰卧位，将4-0号医用外科可吸收羊肠线剪成1.0~1.2 cm，放入盛有75%酒精的容器中冲洗后待用。将一次性7号注射针的针头与40 mm×40 mm一次性平头针灸针套成穿刺针头样待用。用镊子将消毒好的肠线插入肌注针针头的坡面孔中。用聚维酮碘常规消毒患者的穴位皮肤，快速刺入以上穴位0.5~1.2 cm，用针灸针从注射针头中将肠线推入皮下即可。2周治疗1次，连续12周。

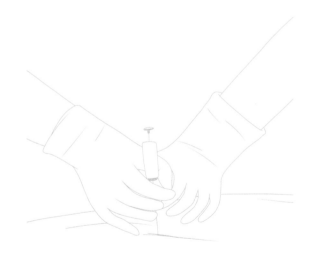

◎穴位贴敷疗法

取穴：肝俞、脾俞、胃俞、肾俞、三焦俞、丰隆、足三里及肝区穴位。

操作方法：按白芥子、柴胡、大黄各5份，垂盆草、枸杞子、黄芪、白芍、白术、丹参各10份，生甘草3份，火硝、白矾、冰片各1份的比例组成（每份重量相等）将中药混合碾成细末，用适量姜汁和甘油调和，制成直径约20 mm的颗粒贴敷在肝俞、脾俞、胃俞、肾俞、三焦俞、丰隆、足三里及肝区穴位上。穴位贴敷每日1次；外用穴位贴膜固定8~10小时。告知患者在贴敷过程中如皮肤有起泡现象或局部灼热、痛痒难忍，可揭去药膏。

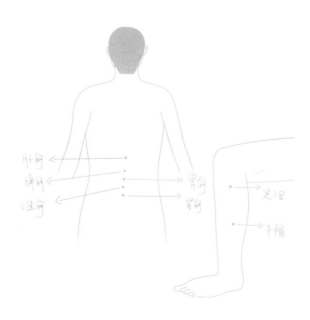

◎拔罐疗法

取穴：取肚脐的神阙及周围的天枢、大横、中脘、气海、关元穴。

操作方法：每日留罐20分钟，第1个月1次/2天，后5个月改为1次/4天。女性月经期应严格避免拔罐，除此之外，饱食、饥饿、情绪激动等情况下也不宜实施。

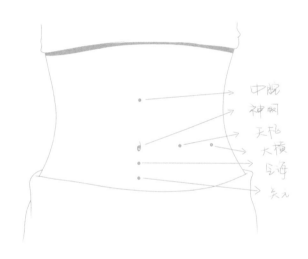

参 考 文 献

［1］万燕萍，马雄，王炳元，等.非酒精性脂肪性肝病防治指南（2018年更新版）［J］.临床肝胆病杂志，2018，34（5）：947-957.

［2］陈芳，胡慧，艾亚婷，等.食物种类及饮食模式与非酒精性脂肪性肝病关系的研究进展［J］.护理研究，2021，35（1）：119-124.

［3］叶俊钊，林衍松，钟碧慧.代谢相关脂肪性肝病饮食干预新策略的研究进展［J］.临床肝胆病杂志，2021，37（3）：709-713.

［4］孟胜喜.针刺治疗非酒精性脂肪性肝炎疗效观察［J］.中国针灸，2009，29（8）：616-618.

［5］田虹，金丽敏.电针艾灸治疗单纯肥胖性脂肪肝30例临床观察［J］.针灸临床杂志，2004，20（12）：35-36.

［6］陈训梅.益气活血降脂散合并耳穴压豆治疗非酒精性脂肪肝的疗效观察［J］.中医临床研究，2014，6（16）：35-37.

［7］龚秀杭.穴位埋线治疗非酒精性脂肪肝的临床研究［J］.实用医学杂志，2012，28（11）：1902-1904.

［8］方华珍，周美珍，陈贤明.消脂穴位贴对非酒精性脂肪肝临床疗效及胰岛素抵抗的影响［J］.江西中医药，2018，49（9）：54-56.

［9］冯舒婷，李嫦，孙风凡，等.拔罐辅助治疗非酒精性脂肪性肝病临床疗效观察［J］.上海针灸杂志，2017，36（12）：1411-1414.

第八章

08

胃肠功能紊乱的保健

一、何为胃肠功能紊乱

　　胃肠功能紊乱是指胃肠道无器质性病变而出现的腹胀、腹痛、反胃、嗳气、大便异常等表现，在过去的一年中出现至少12周（可不连续），临床上多同时伴有焦虑、烦躁、失眠等症状。该病症属于胃肠自主神经功能紊乱的一个类型，临床成人的发病率为40%左右，且呈现出逐年增高的态势，严重影响着人类的健康。该疾病以胃肠道症状为主，没有特异性，可局限于咽、食管

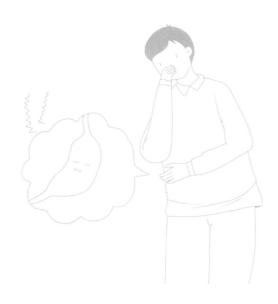

或胃，但以肠道症状最常见，也可同时伴有神经症的其他常见症状，主要表现为没有食欲，进食无味，喉部梗阻感，咽喉不利，上腹胀以及肠鸣、腹痛、腹泻、便秘等症状。该病发病原因目前多考虑为饮食不规律、病理性原因、精神因素等。大部分学者认为精神因素是导致本病的主要诱因。胃肠功能紊乱的发病机制迄今为止尚无统一认识，现在一般认为主要与胃肠蠕动障碍、炎症反应、幽门螺杆菌感染和内脏感觉过敏等相关。快来对照表8-1的相关症状，查看自己是否处于胃肠功能紊乱状态吧！

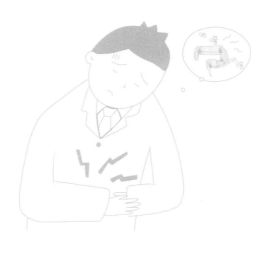

表8-1　胃肠功能紊乱症状

胃相关症状	反酸、嗳气、厌食、恶心、呕吐、剑突下灼热感、食后饱胀、上腹不适或疼痛等，每遇情绪变化则症状加重，检查排除器质性病变
肠道相关症状	功能性腹痛、腹胀、肠鸣、腹泻。左下腹痛时偶可扪及条索状肿物。腹痛常因进食生冷食物而加重，在排气、排便、灌肠后症状自行减轻，检查排除器质性病变
食道相关症状	咽喉部异物感，吞咽时梗阻感，检查排除器质性病变。

二、如何阻止胃肠功能紊乱的发展

1．会吃

◎胃肠功能紊乱食谱建议

见表8-2。

表8-2　胃肠功能紊乱食谱

敏感食物 不要吃	患者常因吃某一类特定食物而诱发胃肠功能紊乱，如果能明确这种食物，则将其从食谱中去除
性味平和 刺激小	胃肠功能紊乱患者不宜进食太过刺激的食物，包括冷热刺激、辛辣刺激、厚味刺激、烟酒刺激、生硬刺激等。太凉的食物容易导致胃痉挛、胃内黏膜血管收缩，从而引起胃痛；太热的食物会烫伤、刺激胃内黏膜，不利于炎症消退；辛辣食物容易燥火伤阴，刺激胃内黏膜，引起局部疼痛不适、便秘、腹胀等胃肠道症状；味道过重会刺激胃酸分泌，引起反酸、胃灼热；过硬、过生的食物（油炸、烧烤、粗糙的食物、粗纤维蔬菜等）会增加胃的消化负担，导致胃黏膜因摩擦而受损，从而加重病情

续表

粗细纤维 要把握	粗纤维食物是指每百克食物含粗纤维2 g以上的食物，主要有粮食、蔬菜、水果、豆类等。粗纤维食物可以预防和缓解便秘症状及胃肠功能紊乱，增加胃肠蠕动，促进益生菌生长，帮助排出体内毒素等。低纤维食物是指食物纤维含量极少，易于消化、少渣饮食的饮食，如粥、面包、软面条、饼干、切碎的嫩肉、动物内脏、鸡、鱼、豆浆、豆腐脑、菜汁、番茄、胡萝卜、土豆等
粗细纤维 要把握	该类食物可尽量减少食物纤维对胃肠的刺激和梗塞，减慢肠蠕动，减少粪便量，都属于低纤维食物。在胃肠功能紊乱患者的食谱中，我们通常要求粗细纤维都用，但需要根据患者的具体情况对其比例进行调整。一般而言，如处于疾病的发作期，建议多食用低纤维食物以减少对胃肠道的刺激，而处于疾病的缓解期，则建议多食用粗纤维食物，保持对胃肠的合理刺激，防止胃肠道功能失用性萎缩
规律饮食 成习惯	胃肠功能紊乱很大部分的病因就是因为不规律的饮食，如暴饮暴食、饥饱不均、垃圾食品食用过多等。暴饮暴食、食用过多垃圾食品会引起胃酸分泌紊乱而使胃黏膜受损；饥饱不均则会使胃酸未能及时得到食物的中和，破坏胃黏膜。另外，很多人认为养胃必须少吃多餐，其实这是错误的认知。这样会使胃肠道处于一个持续刺激的状态，反而容易引起胃肠功能紊乱。建议大家一天三餐，定时定量规律饮食，改变不良的饮食习惯

◎胃肠功能紊乱建议食谱

健脾养胃粥

材料 ▶ 薏苡仁10 g、鲜山药50 g、大米100 g。

做法 ▶ 将以上材料洗净后加入适量清水，旺火煮沸，改用小火熬煮成粥食用。

功效 ▶ 健脾渗湿，滋补脾肾。适合消化不良性腹泻、大便溏泄、全身无力、心悸气短者食用。

良姜粥

材料　良姜15 g、粳米100 g。

做法　用水750 mL煮高良姜，煮至500 mL，去渣，加入粳米，文火熬煮至米熟烂成粥。

功效　散寒止痛，温中健脾。适用于脾胃虚寒人群。

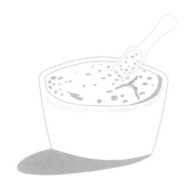

消导粥

材料　粳米50 g、瘦肉末25 g、白萝卜丁100 g、山楂片5~8片。

做法　将粳米、瘦肉末、白萝卜丁、山楂片加适量水煮粥即可。

功效　健胃消食。适用于消化不良、腹胀等人群。

2．会运动

现在更多地认为胃肠功能紊乱是一种胃肠神经症。为什么要提倡运动呢？其实科学界对胃肠功能紊乱已有共识，饮食不规律、病理性原因、精神因素等是造成胃肠功能紊乱的重要原因。而运动作为一种被公认的可以增强体质、调节心理、缓解精神压力的措施，自然是防治胃肠功能紊乱重要的方法之一。

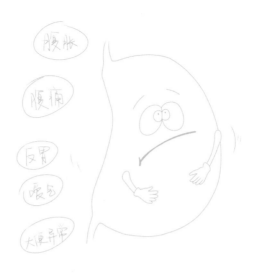

但胃肠功能紊乱患者又该如何科学、有效地进行运动呢？针对这类患者，我们同样建议运动的强度和方式要根据个人的情况及疾病发作的状态来决定。可以练气功、打太极拳、步行、慢跑、骑自行车等。但所有的运动都要从自身的具体情况出发，遵循循序渐进的原则。疾病急性发作时运动量要适度减少甚至暂停。刚开始锻炼时，运动强度宜小，随着锻炼的深入逐步增加强度及时间，以机体耐受为度。如采用速度缓慢、全身放松的步行，宜每次20~30分钟，运动脉搏控制在110次/分钟左右。可以选择在风景优美的环境步行2 km左右，这样有助调节中枢神经系统，改善全身及胃肠功能，对消除腹胀、嗳气、促进胃肠蠕动、胃黏膜修复有一定作用。随着病情好转及身体适应性的增加，可适当加大运动量，运动时脉搏可以达到140次/分钟。每天最好坚持运动20~40分钟。

3．会保健

◎按摩

一般选取坐位或卧位，分以下5步：①提拿胸肌，双手掌面向两侧胸前，掌心正对乳头中央，轻柔提拿胸部肌肉，提拿一下，放松一下，重复6遍。②分推胸部，用双手掌或手指分别从膻中穴经乳头沿肋间隙平推至胸侧，连续3次，然后向下移到两肋间隙，依次分推。③分推腹部，从腹中向两侧分推，由上腹向下腹分推，连续3次，缓慢下移。④拿捏腹肌，用双手捏起一块腹部肌肉，轻轻提起稍停片刻后松开，下移再捏起一块肌肉，提起稍停片刻后松开，从左到右，从上至下反复拿捏3遍。⑤环摩腹部：用手掌面及手指面轻轻着力于腹部，通过肩关节及手臂的带动，使接触部位在腹部做有节奏的环形平移，先从腹中央开始，顺时针方向环转摩腹，并由内逐渐向外环转，做36次，再以逆时针方向由外向内环转36次。

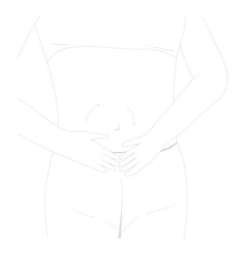

◎艾灸

艾灸是用艾绒或以艾绒为主要成分制成的灸材，点燃后悬置或放置在穴位或病变部位，进行烧灼、温熨，借灸火的热力以及

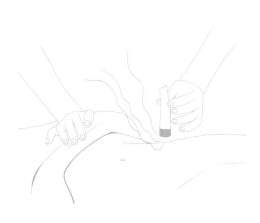

药物的作用达到治病、防病和保健目的的一种外治方法。相关研究显示，艾灸足三里穴能改善肠黏膜血流量，控制炎症发作，调节胃动素、胃泌素、血管活性肠肽等激素水平，降低机体NO浓度；艾灸神阙穴则可通过调节胃肠活动，控制炎症因子表达，提高机体免疫能力以改善胃肠功能。近年来，艾灸治疗胃肠功能紊乱因疗效确切、操作简便、成本低廉等优点在临床上被广泛应用。其具体操作如下：取仰卧或坐位，在足三里、神阙取穴，将艾条点燃，悬灸于穴位上方，温度以被灸者耐受为度。每穴持续艾灸10~20分钟，每天或隔1天灸1次。注意：便秘患者及急症腹痛患者应慎重使用，以免贻误病情。

◎耳穴埋豆

耳穴疗法属于生物全息疗法的一种，是通过刺激耳部特定穴位，间接调控机体脏腑器官和神经功能，从而达到循经通络、治疗疾病的目的。《灵枢·素问篇》曰："耳者，宗脉之所聚也。"《中医诊断学》中也总结了耳郭大小、形状、颜色、厚薄、荣枯等变化与脏腑病变的关系。耳作为经脉所聚集的地方，十二经脉、三百六十五络的血气都走于耳。生物全息律学说认为，生物体某一相对独立的部分都是整体比例的缩小，可以反映整体的生理及病理变化。耳作为人体整体的缩影，可以直接反映病变部位的病理变化。现代研究也表明耳上有丰富的神经和血管，通过对耳上的相应穴位进行刺激，可改善脏腑器官的功能，发挥独特的疗效。那么针对胃肠功能紊乱患者，应该如何利用耳穴进行保健呢？

取穴：胃、大肠、腹、三焦、肝、交感、脾、神门、枕、皮质下。取穴位置如下图。用王不留行耳穴贴，1只耳朵选取5~6个穴位，就图中位置贴一个王不留行耳穴贴，按痛为止。每日贴敷部位按摩刺激3次，每次1分钟。3日后换另一只耳朵继续贴。12日一个疗程，可先进行两个疗程，之后根据实际情况继续进行治疗。

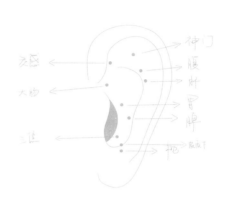

◎点穴疗法

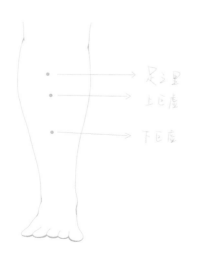

点穴疗法是医者根据不同病种和病情，在患者体表适当的穴位或特定刺激线上用手进行点、按、掐、拍、叩等不同手法的刺激，通过经络的作用使体内的气血畅通，促使已经发生障碍的功能活动恢复正常，从而达到治疗、预防疾病的一种方

法。该操作多用手指点按完成且简单易行，可自行操作。选用双侧足三里、上巨虚、下巨虚，手指按揉。每穴按揉2~3分钟，每日一次。

参 考 文 献

［1］罗敏. 运用五运六气理论研究胃肠功能紊乱的辨治规律［D］. 山西中医药大学，2021.

［2］Farhadi A，Fields JZ，Keshavarzian A. Mucosal mast cells are pivotal elements in inflammatory bowel disease that connect the dots：stress，intestinal hyperpermeability and inflammation［J］. World J Gastorenterol，2007，13（22）：3027-3030.

［3］Ohman L，Simren M. pathogenesis of IBS：role of inflammation，immunity and neuroimmune interactions［J］. Nat Rev Gastroenterol Hepatol，2010，7：163-173.

［4］黄穗平. 养胃不要"少食多餐"［J］. 家庭科学·新健康，2017（3）：30.

［5］董绍军. 秋冬胃病易复发运动养胃益处多［J］. 现代养生（上半月版），2016（9）：9-10.

［6］张薇. 中老年人胃肠疾病自我调养［M］. 北京：金盾出版社，2016.

［7］薛莲，李敏，孙志岭. 1998-2017年我国艾灸治疗腹部术后胃肠功能紊乱文献计量分析［J］. 护理学报，2018，25（7）：23-27.

［8］郭长青，翟伟. 耳穴［M］. 西安：西安交通大学出版社，2010.

［9］薛儒雅，王婕，曹立幸. 针刺治疗腹部术后胃肠功能紊乱疗效的Meta分析［J］，广州中医药大学学报，2020（7）：1416-1417.

［10］罗才贵. 推拿治疗学［M］. 北京：人民卫生出版社，2001.

第九章

09

慢性疲劳综合征的保健

一、何为慢性疲劳综合征

慢性疲劳综合征（chronic fatigue syndrome，CFS）是一种复杂的疾病，其特征是慢性持续性疲劳，除疲劳的主要症状外，还伴随记忆力下降或注意力不集中、咽喉肿痛、淋巴结疼痛、肌肉酸痛，没有红肿的多关节疼痛、其他形式的头痛、不能解乏的睡眠、运动后的疲劳持续超过24小时等症状。随着社会竞争日趋激烈、生活节奏加快以及工作压力增大，慢性疲劳综合征的发病率目前正呈现日益增高的趋势。据相关文献报道，在西方国家，疲劳是人们前往医院就诊的前五大原因之一。按照美国疾病预防与控制中心（CDC）报

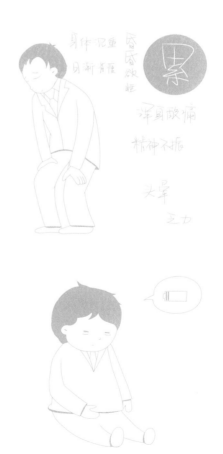

告，美国有100万~400万人患有CFS。CFS在全球成年人中的发病率为0.07%~2.60%。CFS严重影响患者的生活质量及工作效率。在我国，人们对慢性疲劳综合征还不够了解，那么应如何判断呢？根据美国疾病预防与控制中心的标准，判断自己是否患慢性疲劳综合征，必须在排除其他病症的情况下，感觉疲劳持续6个月或者以上，并且伴有表9-1中列有的症状（≥4分）。

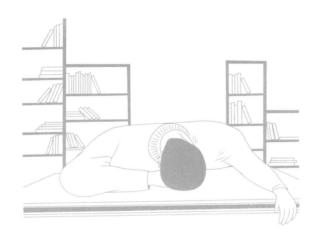

表9-1　慢性疲劳综合征的判断

症状	无（0分）	有（1分）
短期记忆力减退或者注意力不能集中	0	1
咽痛	0	1
淋巴结痛	0	1
肌肉酸痛	0	1
不伴有红肿的关节疼痛	0	1

续表

症状	无（0分）	有（1分）
新发头痛	0	1
睡眠后精力不能恢复	0	1
体力或脑力劳动后连续24小时身体不适	0	1
情感冷漠，暴躁易怒	0	1

排除其他病症的情况下，感觉疲劳持续6个月或者以上，并且伴有上述症状≥4分

二、如何阻止疲劳综合征的发展

1. 会吃

日常饮食要合理搭配，保证摄取充足、丰富的营养，以充实身体、养护脾胃正气。多吃天然谷类、豆类、蔬菜水果和坚果类食物。有研究表明，慢性疲劳综合征可能与肠道菌群失调有关，在日常饮食中摄入足够的膳食纤维（谷物、蔬菜水果），其会在肠道内酵解产生短链脂肪酸，为益生菌的生长提供"养料"，促进有益菌的繁殖。同时也可适量摄入益生菌，如益生菌酸奶等。

以下推荐两道药膳，适用于乏力神疲、气短懒言、不愿活动、整日思睡、纳谷不香、腹胀便溏等症状，主要作用为补气祛痰湿。

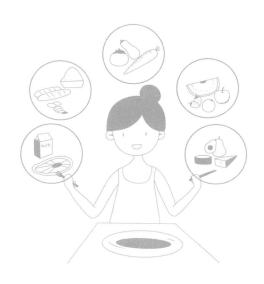

四神汤

材料 ▸ 莲子20 g、芡实20 g、山药20 g、红枣1枚、糖（蜂蜜）少许。

做法 ▸ 以上材料同煲汤1个小时。食用时加糖或蜂蜜少许。除喝汤外，药材也可食用。

人参莲子汤

材料 ▸ 白参10 g、去芯莲子20枚~30枚、冰糖适量。

做法 ▸ 将白参与莲子放入小碗内，加水适量泡发；加入冰糖

15 g，放蒸锅内隔水蒸30分钟即成。喝汤吃莲子。剩余白参次日再加莲子如法蒸炖后服用。白参可连用3次，最后一次吃掉。

2．会运动

合理锻炼身体可以促进人体经络气血的通畅运行，使骨骼、脏腑得到充分滋养，从而充养人体的正气，增强机体功能，反之，则会使人体正气减弱及功能减退，从而影响身体健康。慢性疲劳人群体质相对虚弱，更应注重养护正气，同时也应注意不要过度运动。研究表明，慢性疲劳患者更推荐有氧运动，其不仅提高了中枢神经系统的兴奋性，而且使大脑获得更多的氧气与营养物质，促进人体的新陈代谢。大家可以根据年龄和身体情况选择运动方式，包括慢跑、游泳、瑜伽、健美操等。

如何评估自己的运动是否过度呢？针对慢性疲劳综合者，运动时间最好控制在每次30~50分钟。运动频率为每周2~4次，以月

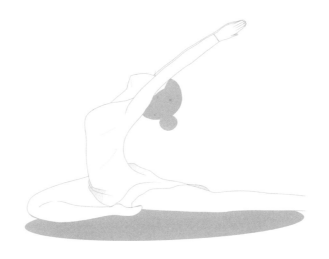

为一个周期。如有时间，也可增加1次非周期性活动。从运动医学角度来看，运动效果＝运动时间×运动强度，在运动时间增加的情况下，运动强度要适度减少；反之在运动时间减少的情况下，运动强度要适度增加。

3．会保健

慢性疲劳综合征也是亚健康的一种表现。中医认为脏腑气血功能紊乱是亚健康态的病理基础。除了上述的日常保养方法，一些实用的以中医理论为基础的保健方法可以起到调节气血、疏通经络、调理脏腑的作用，从而达到缓解疲劳的目的。

◎穴位按摩

百会穴位于头部，可升举阳气，清利头目，健脑益神；关元穴补先天元气；肾俞穴补益肾精；足三里补益脾胃及气血；太冲、三阴交疏肝理气，健脾益肾，消除疲劳。因此我们可以百会、关元、肾俞、足三里、三阴交、太冲为主进行按摩。心情抑

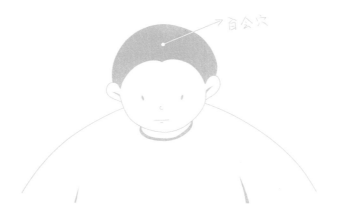

郁、易生闷气、郁闷，期门、膻中穴进行按摩；神疲乏力、精神不振，脾俞穴进行按摩；失眠多梦、心慌心悸，配内关、照海；注意力不集中、健忘，可配印堂；头晕、头疼，配四神聪、悬钟。

方法：选取上述穴位，每穴点按3~5分钟，以腧穴处感到酸麻胀痛为度。

优点：易于操作。

◎耳穴法

中医认为慢性疲劳的产生多与脏腑功能紊乱或情志失调相关，所以在耳穴选取心、肾、肝、脾、脑、神门、皮质下、交感为主。

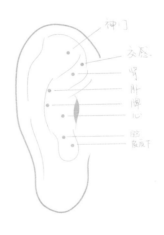

方法：在耳穴寻得敏感点后，将贴压材料（如王不留行籽）贴压于双侧耳穴（也可单侧）。每次选穴5~6个。用食指、拇指捻压至酸、沉、麻、痛。每日自行按压3次，3日更换1次。

优点：持续刺激时间长，效果更持久。

◎中药泡脚法

《黄帝内经》曰："阳气起于足五趾之表，阴气起于足五趾之里。"足三阳经（胃、胆、膀胱经）止于腿足部，足三阴经（肝、脾、肾经）起于腿足部，这里是阴阳交会的地方。用中药泡脚，令阳气生发、气血畅通，加速新陈代谢，温暖全身，具有抗疲劳的良好作用。

下面推荐抗疲劳足浴方。

抗疲劳足浴方

组成 ▶ 红花10 g、当归20 g、伸筋草20 g、黄芪30 g、党参20 g、黄精20 g、鸡血藤30 g、红景天15 g、菟丝子10 g、杜仲10 g、夜交藤30 g、柏子仁30 g。

加减 ▶ 伴头晕耳鸣者加生地黄、山茱萸、磁石；伴腰膝酸软者加牛膝、补骨脂；伴畏寒者加巴戟天、淫羊藿；伴有失眠者加远志、茯神；伴腹部冷痛者加炮姜、细辛以温经通络。

方法 ▶ 将以上药物置入脚盆中，加入40~42℃热水，将双足至膝部浸入水中，泡20~25分钟。每日睡前泡1次。指导患者足浴后进行穴位按摩，以双手拇指指腹按揉双侧涌泉穴、足三里穴、三阴交穴，每穴5分钟。

优点 ▶ 温和舒适。

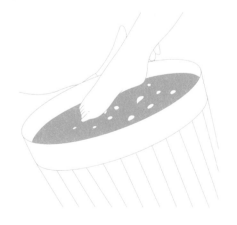

参 考 文 献

［1］Fukuda K，Straus SE，Hickie I，et al. The chronic fatigue syndrome：a comprehensive approach to its definition and study［J］. Ann Intern Med. 1994，121（12）：953-959.

［2］Centers for Disease Control and Preventin，USA. Chronic fatigue syndrome ［EB］. http：www. cdc. gov/cfs，2009-04-28.

［3］Ranjith G．Epidemiology of chronic fatigue syndrome ［J］. Occupational Medicine，2005，55（1）：13-19.

［4］Nagy-Szakal D，Williams BL，Mishra N，et al. Fecal metagenomic profiles in subgroups of patients with myalgic encephalomyelitis/chronic fatigue syndrome ［J］. Microbiome. 2017，5（1）：44.

［5］佚名.调治慢性疲劳综合征药膳两款［J］.饮食科学，2018（9）：37.

［6］段功香.慢性疲劳综合征研究新进展［J］.护理研究（上旬版），2005（28）：9-11.

［7］田萌，毛丽娟，赵影，等.慢性疲劳综合征的发病机制及运动处方制定 ［J］.体育科研，2015，36（1）：45-48.

［8］刘洋，彭玉清，葛辛，等.抗疲劳足浴方配合穴位按摩治疗慢性疲劳综合征的临床观察［J］.北京中医药，2016，35（12）：1171-1173.

第十章

免疫力下降的保健

一、何为免疫力下降

中医认为免疫力低下是指当身体处于正气不足、气血亏虚的状态，自身抗邪的能力就会下降，而外邪则会侵犯身体，从而引发一系列症状或者疾病。

免疫力是每个人都有的，我们生活在充满细菌、病毒以及其他有毒、有害物质的世界中，但我们依旧能健康生存并且成长的原因就是免疫系统发挥了作用。外源性（细菌、病毒、真菌等微

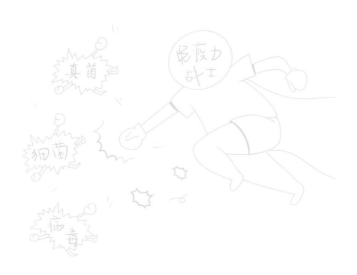

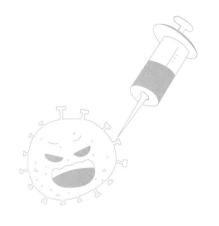

生物以及粉尘、有毒气体等）和内源性有害物质（主要来自于细胞衰老坏死的组织）会损伤人体，而人体免疫力会对这些物质作出反应。比如我们常觉得艾滋病可怕，一旦传染便无法治疗，实则艾滋病患者并不是死于艾滋病本身，而是死于各种感染或者肿瘤的并发症。因为艾滋病毒专门破坏人体的免疫细胞，导致人体免疫力低下，继而容易出现感染以及肿瘤。人体的免疫力在30岁以后会自然下降，加上不规律的生活习惯和饮食习惯，会使身体出现亚健康状态，导致中老年人慢性病的发病率上升。

二、免疫力下降的常见表现

免疫系统是个"护主狂魔"，一旦人体受到致病物入侵，免疫细胞就会及时把敌人消灭掉，但是我们大部分人的免疫力是不足的。那么，你真的了解自己的身体状态吗？根据下面的量表（表10-1）测测你的身体状况吧！（总分50分，得分越高，身体越差。）

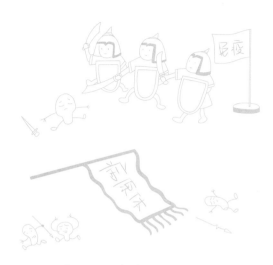

表10-1 免疫力检测量表

项目	完全不符合（0%）	有点符合（25%）	介于中间（50%）	比较符合（75%）	完全符合（100%）
天气稍微出现点变化就容易感冒	1	2	3	4	5
生活、工作中经常会犯困、打盹，感到疲劳	1	2	3	4	5
注意力无法集中或持续集中	1	2	3	4	5
休息后精力有所恢复，但无法持续太长时间	1	2	3	4	5
易感精神恍惚，易忘事	1	2	3	4	5
感觉自己老了	1	2	3	4	5
经常打嗝，食欲下降	1	2	3	4	5
饮食稍有不慎就拉肚子、恶心想吐	1	2	3	4	5

续表

项目	完全不符合（0%）	有点符合（25%）	介于中间（50%）	比较符合（75%）	完全符合（100%）
伤口愈合慢	1	2	3	4	5
伤口容易感染	1	2	3	4	5

得分20分以内说明身体在一个比较不错的水平，应减少熬夜频率，适当改善饮食与锻炼，机体就能自行恢复正常。20~40分说明身体状况正在下降，要引起重视，加强锻炼，严格饮食，或适当辅以一些保健用品。40分以上说明健康状况差，且患上疾病的概率也会增加。这个阶段最好去医院做一些检查，排除是否有相关疾病；此外，除了严格控制饮食与增强锻炼，可能还需要通过药物来进一步维持身体的正常机能。

三、如何阻止免疫力下降

1．会吃

◎ 食物

1）酸奶、盐酸奶活化免疫细胞

酸奶中所含的乳酸菌可以活化自然杀手细胞，让免疫力大增。而之所以选择盐酸奶，是因为可以不用担心摄取过多的糖分，每天吃也不用担心。此外，酸奶可以使低密度脂蛋白水平降低，减少心血管疾病发生的风险。

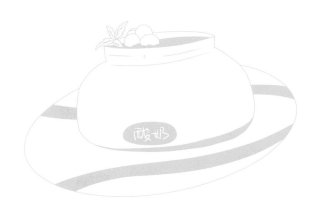

2）大蒜

大量研究表明大蒜及其有效成分可通过抗炎、抗氧化、抗凋亡等方式发挥保护心肌、降低血压、调节血脂等多种改善心血管活性作用，所以适量吃大蒜对机体也有积极作用。

3）蜂蜜水、姜水、柠檬水

蜂蜜中的抗氧化剂是提高免疫力的助推器；柠檬中含有丰富的维生素C，也是天然抗氧化剂。二者共同作用，能够保护身体免受自由基的侵蚀和有害分子的损害，促进免疫系统恢复健康。

温热水能让毛孔打开、发汗，维生素C能缓解发热时的肌肉酸痛症状，因而感冒后，多喝蜂蜜水、柠檬水也有助于感冒症状的缓解。

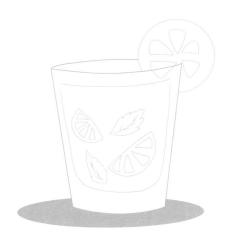

4）茶

多项研究表明，茶叶中的化学物质烷基胺能够提高免疫系统抵御感染的能力。如茉莉花茶富含抗氧化剂，有助于提高免疫力；薄荷茶能提神醒脑，缓解消化不良等。

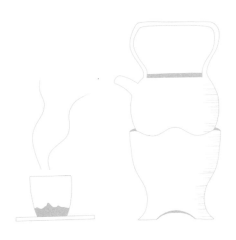

◎药膳

松茸竹荪土鸡汤

材料 　干松茸12~16颗，干品竹荪10~12 g，红枣5颗，龙眼肉干30 g，土鸡一只（约1 000 g），瘦肉250 g，生姜几片，调味料适量。

做法 　干松茸洗净后提前用温水浸泡；竹荪、龙眼肉干洗净；红枣去核；土鸡宰杀后洗净、去皮；瘦肉切成拇指般大小的块。上述材料放进瓦煲中，放入姜片，注入纯净水没过材料，大火煲滚后改小火再煲一个半小时，熄火后调味食用。

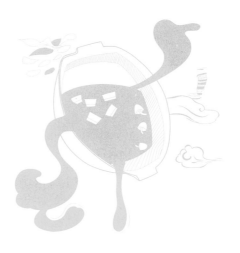

银耳猪肝汤

材料 　银耳10 g，枸杞适量，猪肝50 g，植物油、葱、姜、生粉、盐、酱油适量，鸡蛋1个。

做法 　把银耳放入温水中泡发，去根蒂后撕成片状备用；猪肝洗净，切薄片备用；姜切片，葱切段备用。猪肝放入碗内，加入适量的生粉、盐、酱油，打入鸡蛋拌匀待用。锅加热，放植物油烧至六成热时，放入姜、葱爆香，加入大约300 mL水，烧开后加入银耳、猪肝，煮10分钟即成。

羊乳山药羹

材料 ▶ 怀山药30 g，鲜羊乳200 mL，料酒10 mL，盐1~2 g，鸡精少许。

做法 ▶ 将怀山药放在干锅中炒至微黄，然后研磨成粉；将鲜羊乳烧开，加入山药粉以及其他配料，搅拌均匀即成。

2．会运动

◎锻炼

保持锻炼能够增加人体的肌肉量，维持营养状况。在身体基础状况允许的情况下保证每周3~5天，每次30~60分钟的运动量是比较合适的。

◎晒太阳

充足的维生素D能提升新陈代谢，促进钙吸收，而晒太阳是最简单且有效的方法。上午10点前、下午4点后阳光中的紫外线较弱，既能促进新陈代谢，又可防止皮肤受到损害。每次晒太阳的时间最好不超过半小时，晒完后可以搓热双手按摩脸部，有提神醒脑、舒缓疲劳的作用。

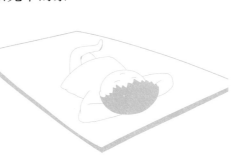

◎保持心情舒畅

愉悦的心情能降低应激激素水平，增加或激活某些免疫细胞，从而提高免疫力。长时间的消极情绪不仅可能导致心理疾病，还会影响食欲，有害健康。

◎充足睡眠

长期通宵熬夜会消耗机体的肌肉组织、严重破坏人体免疫系统。充足的睡眠是指醒来时体力恢复、精力充沛。一般成人每天的睡眠时间应保证7~8小时，老人也不能低于6小时。

3. 会保健

◎泡脚

泡脚可以治疗和预防脚气，有助眠、促进血液循环及新陈代谢的作用，从而达到提高免疫力的作用。

◎艾灸

选取1~2个穴位，每次20分钟左右即可，程度以自觉温热但不灼伤皮肤为宜。为安全考虑，应避开头面部穴位，尽量选取四肢及腹部穴位，如内关、中脘、关元、气海、足三里等。

◎穴位按摩

穴位按摩是简单高效的保健方式，不受场所、设备限制，是提高免疫力很好的方式。每个穴位按摩时间3~5分钟，以局部酸麻胀为宜。下面介绍几个常见的保健穴位。

内关穴：保护心脏。现代研究发现内关穴对心脏具有双向调节作用，对绝大多数心脏疾患有预防保健的效果。

太溪穴：适合肾病患者，可消除浮肿，改善腰膝酸软，能强身健体。

足三里穴：保健要穴，虚损性疾病都可以运用，是延年益寿、提高免疫力的良穴。

关元穴：关元有培元固本、补益下焦、调节内分泌的作用。

中脘穴：是调理脾胃很重要的穴位，脾胃为后天之本，通过调理脾胃，能很好地增强人体免疫力。

参 考 文 献

［1］尚宁宁，王海军，武琳娜，等.传统养生功法践行之路［J］.体育世界（学术版），2019（3）：71+68.

［2］何子超.湖南省人群的BMI与血压、血糖关系的研究［D］.中南大学，2010.

［3］周成林，金鑫虹.从脑科学诠释体育运动提升学习效益的理论与实践［J］.上海体育学院学报，2021，45（1）：20-28.

［4］崔天薇，李贻奎，张金艳.大蒜及其有效成分的心血管活性研究进展［J］.中国新药杂志，2020，29（8）：890-894.

［5］佚名.松茸竹荪土鸡汤抗疲劳提高免疫力［J］.江苏卫生保健，2019（4）：49.

第十一章

11

营养不良倾向的保健

一、何为营养不良倾向

　　营养不良倾向以体重低于标准体重的10%~20%为标准。一般体检不易发现明显的异常，机体测量指标和生化指标接近正常值，通常是因热量和蛋白质摄入不足使得营养指标下降，体力下降，并可能伴有某些维生素和微量元素缺乏的表现，以婴幼儿、老年人多见。营养不良倾向是介于正常和营养不良之间的一种状态，若不引起重视，会进一步发展成营养不良，严重者甚至发展

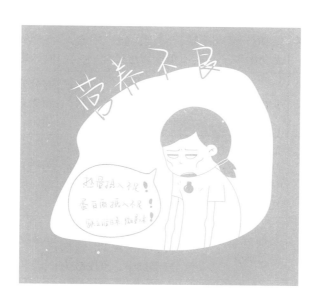

成疾病状态。营养不良倾向虽是一种过渡状态，机体也不会有任何器质性异常，但却是隐藏的导火索。营养不足或者不均衡，人体细胞生长所需要的材料就会不完整，从而影响生命的调节，使新陈代谢失调。

下面通过量表（表11-1）简单评估一下自己的营养状态吧！

表11-1　主观营养评估（SGA）

项目	A	B	C
6个月内体重变化	体重变化<5%，或减少5%~10%，但正在改善	持续减少5%~10%，或由10%升至15%~20%	持续减少>10%
2个月内体重变化	无变化，正常体重或恢复到5%内	稳定，但低于理想或通常体重，部分恢复但不完全	减少/降低
摄食变化	好，无变化，轻度、短期变化	正常下限，但在减少；差，但在增加；差，无变化（取决于初始状态）	差并在减少；差，不进食，低能量流食
摄食变化持续时间	<2周，变化小或无变化	>2周，轻、中度低于理想摄食	>2周，不能进食，饥饿
胃肠道症状	少有，间断	部分症状，>2周；严重、持续的症状，但在改善	部分或所有症状，频繁或每天，>2周
功能状态	无受损，力气/精力无改变或轻、中度下降，但在改善	力气/精力中度下降，但在改善；通常活动部分减少；严重下降，但在改善	力气/精力严重下降，卧床
皮下脂肪	大部分或所有部位无减少	大部分或所有部位轻、中度减少，或部分部位中、重度减少	大部分或所有部位中、重度减少

续表

项目	A	B	C
肌肉消耗	大部分肌肉改变少或无变化	大部分肌肉轻、中度改变，一些肌肉中、重度改变	大部分肌肉重度改变
水肿	正常或轻微	轻度到中度	重度
腹水	正常或轻微	轻度到中度	重度

从表11-1得分看大部分选择项等级，A=营养良好；B=轻到中度营养不良；C=重度营养不良。

二、如何阻止营养不良倾向

1．会吃

营养不良多是因不正确的饮食所导致的，所以要想扭转营养不良倾向的局面，就得在吃方面多下功夫。而想要吃得健康，就得注重搭配，注重粗细搭配、荤素搭配或根据自身情况搭配。营

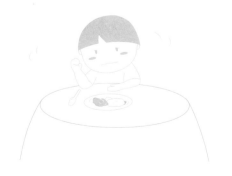

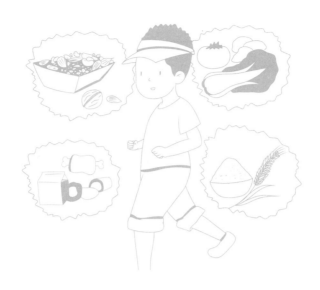

养方案讲究个体化治疗，需要具体情况具体分析，清楚自己是属于碳水、脂肪或蛋白质摄入不足，还是微量元素缺乏等。

均衡的饮食是保证人体正常机能的前提，尽量保持食物多样性是均衡饮食的要求。食物可分为五大类，包括谷薯类、蔬菜水果类、畜禽鱼蛋奶类、大豆坚果类和油脂类，不同类的营养价值及有益成分各不相同，没有任何一种食物可以满足人体所需的所有能量或者包含人类所需全部营养物质。因此，需要多种食物搭配才能满足人体对能量和各种营养物质的需求。我们每天的膳食应包括以上五大类食物。建议平均每天至少摄入12种以上食物，每周25种以上。

同时，营养不良的药物治疗有严格的用药指征（临床上对营养不良的治疗参照"五阶梯"治疗），不建议随意服用药物，需要详细评估后再制定方案。如果只是轻度营养不良，想通过饮食解决的话，应按照我国成人膳食指南《中国居民膳食指南

（2016）》来做就好了，具体如下：

表11-2　食物种类、益处及建议量

种类	益处	建议量
主食	谷类为主是平衡膳食模式的重要特征。谷类食物含有丰富的碳水化合物，是提供人体所需能量的最经济和重要的食物来源，也是提供B族维生素、矿物质、膳食纤维和蛋白质的重要食物来源，在保障儿童、青少年生长发育，维持人体健康方面发挥着重要作用	每天摄入谷薯类食物250~400 g（其中全谷物和杂豆类50~150 g，薯类50~100 g）
蔬菜、水果、奶类和大豆及制品	其平衡膳食的重要组成部分。坚果是膳食的有益补充；蔬菜和水果是维生素、矿物质、膳食纤维和植物化学物的重要来源；奶类和大豆类富含钙、优质蛋白质和B族维生素，对降低慢性病的发病风险具有重要作用	1. 提倡餐餐有蔬菜，推荐每天摄入300~500 g，深色蔬菜应占1/2 2. 推荐每天摄入200~350 g的新鲜水果。果汁不能代替鲜果 3. 各种奶制品摄入量相当于每天液态奶300 g 4. 经常吃豆制品，每天摄入量相当于大豆25 g以上 5. 适量吃坚果
鱼、禽、蛋和瘦肉	其可提供人体所需要的优质蛋白质、维生素A、B族维生素等，有些也含有较高的脂肪和胆固醇。动物性食物优选鱼和禽类，它们的脂肪含量相对较低。鱼类含有较多的不饱和脂肪酸；蛋类中各种营养成分齐全；吃畜肉应选择脂肪含量较低的瘦肉。过多食用烟熏和腌制肉类可增加肿瘤的发生风险，应当少吃	推荐每周吃鱼280~525 g，畜禽肉280~525 g，蛋类280~350 g，平均每天摄入鱼、禽、蛋和瘦肉总量120~200 g

除以上外，我国多数居民目前对食盐、烹调油和脂肪摄入过多，这是高血压、肥胖和心脑血管疾病等慢性病发病率居高不下

的重要因素，因此应当培养清淡饮食习惯，成人每天食盐不超过6 g，每天烹调油25~30 g。水在生命活动中发挥重要作用，应当足量饮水。建议成年人每天7~8杯（1 500~1 700 mL）；提倡饮用白开水和茶水，不喝或少喝含糖饮料。

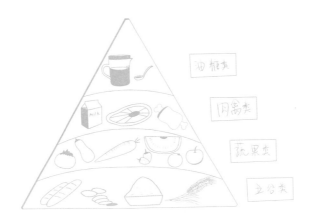

除以上的食物，也可以在家做点药膳以调理脾胃，促进营养吸收。

健脾粥

材料 ▶ 党参（或西洋参）3 g，山药12 g，陈皮3 g，薏苡仁10 g，芡实5 g，粳米（或小米）30 g。

做法 ▶ 将以上材料同下锅，加适量水，用小火熬至黏稠为宜。

益脾饼

材料 ▶ 白术30 g，干姜6 g，大枣250 g，炒山楂10 g，鸡内金15 g，面粉500 g，植物油、食盐适量。

做法　将白术、干姜、炒山楂用纱布包好放入锅内，放入大枣，加适量水，先用大火煮沸，后用小火熬煮1小时左右，再除去药包和大枣核，留汤备用；把枣肉搅烂成枣泥待用。将鸡内金研成细末，与面粉混合均匀，再将枣泥倒入，加入药汤和适量食盐，和成面团，将面团分成若干小团，做成薄饼，锅中倒入植物油，用小火烙熟即可。

2．会运动

目前，很多人缺乏运动锻炼，能量摄入相对过多，超重和肥胖的发生率逐年增加。运动不仅有助于预防肥胖，还能够调节机体代谢，降低死亡风险和冠心病、脑卒中、糖尿病、高血压等心脑血管病及慢性病的发生风险；同时也有助于调节心理平衡，有效消除压力，缓解抑郁和焦虑等不良精神状态。各个年龄段的人群都应该养成运动的习惯，保持健康体重。推荐每周应至少进行3~5天中等强度的运动，如平均每天走6 000步左右；尽量减少久坐时间，每小时起来动一动，动则有益。

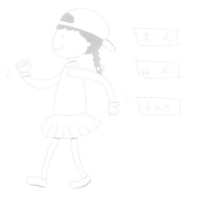
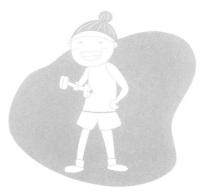

3．会保健

穴位贴敷：穴位贴敷操作简单，通过刺激特定的穴位，促进气血循环。药效和穴位协同作用，由表及里，清气祛毒。将白芥子、茴香、香附、吴茱萸及细辛研磨，加入蒜泥成膏状，取肝俞、脾俞、胃俞、中脘、天枢、气海6穴进行贴敷，每次贴敷12小时，皮肤敏感者依据个人情况缩短时间。

穴位按摩：取中脘、足三里（双侧）、内关（双侧）、三阴交（双侧）等穴位。足三里是胃经要穴，刺激该穴能扶正祛邪、调理脾胃；内关是八脉交会穴，可调理脾胃。

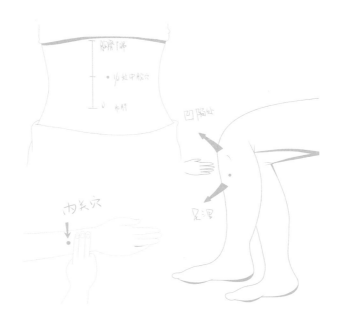

营养不良除了主动饮食摄入减少，还需要排除疾病导致的情况，去除诱因，个别甚至需要服用一些增强食欲的药物，或者

（和）特医食品等，注重微营养素的补充。若为轻度营养不良，建议适当补充多种维生素和微量元素制剂，最好去医院专科评估。

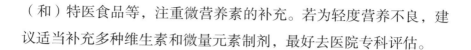

参 考 文 献

［1］佚名.膳食指南让你吃得更健康［J］.江苏卫生保健，2016（13）：34-35.

［2］石汉平，许红霞，李苏宜，等.营养不良的五阶梯治疗［J］.肿瘤代谢与营养电子杂志，2015，2（1）：29-33.

［3］佚名.健脾药膳［J］.湖南中医杂志，2019，35（5）：108-126.

［4］秦华佗，杨英，刘雅雯，等.补中益气汤加减联合穴位敷贴治疗脾胃气虚型功能性消化不良临床研究［J］.中国药业，2017，26（11）：38-41.

［5］徐亚静，卢英凤，詹淑慧，等.新安医学药膳文化研究［J］.中国民族民间医药，2021，30（13）：8-10.